Mia Fredrik

# SARS-CoV-2 papers
## Il fattore EpiGirl

Seconda edizione stampata nel febbraio 2024

Prima edizione stampata nel maggio 2023

www.fattuale.com

Dedicato a Claudio ed Elena Bertolini.

«Censurare è sottovalutare il potere della verità.»

(Martin Kulldorff)

# Sommario

# Introduzione

In uno dei suoi lavori giovanili, Friedrich Nietzsche scrisse: «Gli uomini sono profondamente immersi nelle illusioni e nelle immagini di sogno, il loro occhio non fa che scivolare sulla superficie delle cose e vedere forme; in nessun luogo il loro sentire conduce alla verità, ma si accontenta di ricevere stimoli e di giocare, per così dire, un gioco tattile sul dorso delle cose»[1] (1896).

Questo saggio vuole dimostrare che quando decidiamo di spingerci oltre le apparenze, la realtà comincia ad assumere forme nuove e le illusioni a perdere il loro fascino. Solamente attraverso questo esercizio di coraggio, si può cogliere quanto ampio sia il divario tra le verità governative presentate ai cittadini e le evidenze scientifiche via via emerse nel corso degli ultimi tre anni.

«Il potere dello Stato, nella sua massima estensione, è limitato al pubblico bene della società e non ha altro fine che la conservazione di essa; e perciò non può mai avere il diritto di distruggere, ridurre in schiavitù o deliberatamente in miseria i sudditi[2]» (John Lock, 1689).

---

[1] *Verità e menzogna* Friedrich Nietzsche (1873).
[2] *Il secondo trattato sul governo* John Lock (1689).

Dalle pagine che vi accingete a leggere, potrete percepire come la violazione di questo assunto sia stata sistematicamente giustificata sulla base del concetto di "tutela della pubblica sicurezza".

«Nessuno è del tutto libero, e nessuno è del tutto schiavo. Per quel tanto che uno ha la libertà, egli ha bisogno di una morale personale, che guidi la sua condotta. (...) Se uno desidera seriamente vivere la vita migliore che sia possibile per lui, deve imparare ad assumere un atteggiamento critico rispetto ai costumi della tribù, e delle credenze della tribù, comunemente accettate dai suoi vicini. (...) In alcune situazioni l'infrazione della legge diventa un dovere. (...) E bisogna anche ammettere che vi sono casi in cui la rivoluzione è giustificabile. (...) È notevole il fatto che la maggior parte delle rivoluzioni fortunate furono condotte da uomini profondamente imbevuti del rispetto per la legge»[3] (Bertrand Russell, 1949).

Dalle parole del filosofo gallese si leva l'aspirazione di questo mio lavoro, che si fonda sulla profonda convinzione di dover agire per condannare le azioni di alcune delle più importanti istituzioni mondiali e dei governi, che hanno leso non solo le libertà individuali, ma il diritto al lavoro e quello alla salute.

Fin dal principio dell'affaire SARS-CoV-2, mi sono dedicata alla raccolta minuziosa delle numerose valutazioni scientifiche e ad indagare le modalità con le quali il governo italiano ha imposto ai cittadini le misure ritenute necessarie per fronteggiare la pandemia.

La struttura di questo saggio è concepita come quella del corpo umano: c'è uno scheletro, che è composto dalle evidenze

---

[3] *Autorità e individuo* Bertrand Russell (1849).

scientifiche e a ricoprirlo c'è la pelle, tegumento costituito da un intreccio di fili sottili, rappresentati dalla campagna vaccinale, dai DPCM e dalla metodica censura di opinioni discordanti della narrativa statale. L'operazione che qui si va a fare è quella di scorticare il primo strato, per giungere a comprendere come tutta l'impalcatura sottostante, sulla quale si regge l'intero apparato, sia stata non solo abilmente celata, ma persino negata.

Scegliendo di non sottomettersi alle leggi imposte dal governo, centinaia di persone sono state costrette a rinunciare alla socialità, alla retribuzione, ad assistere familiari malati residenti nelle RSA, o ricoverati in ospedale e così via; ma quel che è peggio è, milioni di persone sono state spinte a rinunciare al loro diritto alla salute sulla base di informazioni incomplete e palesi menzogne, senza sapere quali avrebbero potuto essere le conseguenze future della scelta di sottoporsi alla vaccinazione.

Seppure io faccia parte del primo gruppo, questo lavoro è dedicato in egual misura a chi ha scelto di adeguarsi e a chi ha scelto di opporsi. Tuttavia, ai più coraggiosi, a coloro i quali sono stati discriminati e vessati, io dico: «Certo, tu non puoi guadagnare di più con un quarto di latte che con un quarto di sangue al tuo mercato, ma non è là che porta il suo sangue un eroe»[4].

---

[4] *La disobbedienza civile,* Henry David Thoreau (1848).

# Anno 2020: il virus

## Prima ondata pandemica: zone rosse e lockdown.

Il 5 febbraio 2020, a seguito delle prime notizie relative la diffusione di un virus denominato SARS-CoV-2 in Cina, il governo italiano guidato da Giuseppe Conte insedia un Comitato Tecnico Scientifico (CTS)[5] al Ministero della Salute.

Il 23 di quello stesso mese a Codogno, in Lombardia, viene individuato il primo paziente affetto dal virus e immediatamente i 50.000 residenti degli undici comuni attigui sono sottoposti a lockdown. Nasce così la definizione di "zone rosse", ovvero quei territori considerati ad alto rischio di contagio, e la quotidianità di milioni di individui viene sconvolta.

Chiudono le scuole, i ristoranti, i negozi, i musei, i teatri, le palestre, i centri ricreativi e tutte le attività commerciali che non forniscono beni primari ai cittadini. Dopo pochi giorni, precisamente il primo marzo, il governo Conte dichiara ufficialmente l'avvento della prima ondata pandemica. Dal 9 marzo 2020 in poi sarà possibile spostarsi da una regione all'altra solo se muniti di un'autocertificazione che

---

5

https://www.salute.gov.it/portale/nuovocoronavirus/dettaglioContenutiNuovoCoronavirus.jsp?area=nuovoCoronavirus&id=5432&lingua=italiano&menu=vuoto#:~:text=Con%20Decreto%20del%20Capo%20Dipartimento,dovuta%20alla%20diffusione%20del%20Coronavirus

attesti ragioni di comprovata necessità quali: lavoro, acquisto di beni essenziali e visite mediche. Inoltre, chiunque possa svolgere il proprio lavoro da remoto dovrà farlo. La misura che fin da subito suscita maggiori polemiche è quella che impedisce di assistere pazienti malati o anziani ricoverati negli ospedali e nelle RSA; essi moriranno senza il conforto dei loro cari e ai loro familiari verrà proibito di celebrarne i funerali.

Le misure intraprese dal governo per scongiurare la crisi si susseguono inesorabili tanto che, per giustificarne il rigore, l'11 aprile viene ufficialmente dichiarato lo stato di emergenza, che verrà prorogato sistematicamente sino al suo decadimento definitivo il 31 marzo 2022, ben due anni dopo.

**DPCM, misure di contenimento e mascherine.**

Il 23 febbraio 2020 viene varato il primo di una lunga serie di Decreti del Presidente del Consiglio (DPCM)[6], atti che hanno valore di legge, come previsto dalla Costituzione, che il governo può adottare in casi straordinari di necessità e di urgenza.

Secondo la legge n. 225 del 1992 – modificata con il decreto legge n. 59/2012 – «per tutta la durata dello stato di emergenza il Consiglio dei Ministri può esercitare il potere di ordinanza al fine di

---

[6] https://www.gazzettaufficiale.it/eli/id/2020/02/23/20A01228/sg

limitare alcune libertà garantite dalla Costituzione»[7] come, ad esempio, quello di libera circolazione.

Tuttavia, secondo l'ordinamento italiano, il DPCM è uno strumento al quale non bisogna ricorrere in maniera troppo frequente, in quanto consente al Primo Ministro di prendere decisioni importanti senza che queste passino al vaglio del Parlamento (come previsto dal principio dell'equilibrio dei poteri sancito dalla Costituzione). Inoltre, se entro sessanta giorni dalla sua emanazione il DPCM non viene convertito in legge dalle Camere, la sua efficacia decade. Sarà proprio questo il motivo per il quale, nei molti mesi a venire, si susseguiranno ben 19 di questi atti normativi. Infatti, con il pretesto di impedire la diffusione del virus Covid, i governi – prima Conte e successivamente Draghi – continueranno a governare il Paese DPCM dopo DPCM, senza che il Parlamento venga coinvolto nelle decisioni prese.[8]

Nel frattempo, gli organi di stampa e di governo parlano di una vera e propria strage di innocenti ad opera del virus. A marzo si contano in media 812 decessi giornalieri[9] e a maggio tutta la popolazione prende confidenza con il concetto di "distanza sociale"; inoltre l'uso della mascherina al chiuso e all'aperto diventa obbligatorio. Tuttavia, secondo le stime di un rapporto prodotto dall'Istituto nazionale di statistica (Istat) e dall'Istituto Superiore di Sanità (ISS) e diffuso nel maggio 2020 dall'AIOM (Associazione Italiana Oncologia Medica),

---

[7] https://www.gazzettaufficiale.it/eli/id/2012/05/16/012G0081/sg
[8] http://www.jus.unitn.it/cardozo/obiter_dictum/Lazz-p~1.htm
[9] Fonte: JHU CSSE COVID-19 Data

21

dal 20 febbraio al 31 marzo 2020 sono 13.710 i morti per Covid-19 in Italia[10]. Questo dato, però, è stato successivamente modificato in 26.218[11] decessi, ovvero lo 0,04% della popolazione italiana (che al 31 dicembre 2019 contava 60.244.639 persone[12]).

Vale la pena spendere qualche parola in merito a un dispositivo medico che ha creato perplessità negli esperti e nell'opinione pubblica: la mascherina FFP2.

La mascherina N95 (conosciuta in Italia come FFP2) è composta da poliuretano (dove appoggia il naso), poliestere (sul rivestimento) e polipropilene (nei filtri). Questi sono derivati di sostanze petrolchimiche: il poliuretano proviene dal toluene, il poliestere dallo xilene e il polipropilene dal propilene.[13] Il toluene è un idrocarburo liquido volatile e incolore usato come solvente ed è contenuto anche nella benzina. Lo xilene è anch'esso un liquido incolore, le cui molecole fanno parte dell'anello del benzene e si trova nel petrolio e nel catrame. Il propilene è un gas inodore e incolore utilizzato nell'industria chimica per la sintesi di composti come l'acetone. Il riscaldamento e la pressione e servono a trasformare quelle sostanze in carburanti, prodotti petrolchimici e naftalene.

---

[10] https://www.aiom.it/speciale-covid-19-ricerca-studio-coronavirus-diffuso-nel-mondo-a-fine-2019/
[11] https://www.istat.it/it/files/2020/05/Rapporto_Istat_ISS.pdf
[12] https://www.istat.it/it/archivio/245466
[13] https://www.politico.com/sponsored-content/2020/04/manufacturers-supplying-the-front-line

Secondo i *Centers for Disease Control and Prevention* americani (CDCs) il toluene può causare irritazioni di naso, stanchezza, confusione, mal di testa, ansia, insonnia, danni ai nervi, infiammazione alla pelle e danni al fegato[14]; lo xilene può irritare occhi, naso, pelle, gola e causare vertigini, mal di testa, confusione e perdita del coordinamento muscolare[15]; e il propilene può causare nausea, vomito, vertigini e smarrimento[16]. Sempre secondo i CDCs, gli studi evidenziano che l'esposizione all'ossido di propilene ha causato il cancro in ratti e topi.[17]

A proposito di questo argomento, nell'aprile 2022 Laura Sadofsky (principale autrice di un articolo[18] riguardante una ricerca[19] all'avanguardia, condotta da un team dell'Università di Hull e della Hull York Medical School) ha dichiarato che «alcune microplastiche sono state precedentemente trovate in campioni di autopsie di cadaveri umani, ma questo è il primo studio solido a mostrare microplastiche nei polmoni di persone vive». I ricercatori hanno scoperto che tra le microplastiche più abbondanti rilevate figura il polietilene, che si sintetizza a partire dall'etilene ed è il più semplice dei polimeri sintetici, nonché la più comune fra le materie plastiche.

---

[14] https://www.cdc.gov/niosh/npg/npgd0619.html

[15] https://www.cdc.gov/niosh/topics/xylene/default.html

[16] https://www.cdc.gov/niosh/idlh/78875.html

[17] https://www.cdc.gov/niosh/docs/89-111/default.html#:~:text=Exposure%20to%20Propylene%20oxide%20has,with%20the%20OSHA%20Cancer%20Policy.

[18] https://www.hull.ac.uk/work-with-us/more/media-centre/news/2022/scientists-discover-microplastics-in-deepest-section-of-the-lungs

[19] https://www.sciencedirect.com/science/article/pii/S0048969722020009

L'etilene, a sua volta, è un idrocarburo esattamente come il toluene, lo xilene e il propilene, tutte sostanze alla base dei componenti delle mascherine FFP2.

Il 5 febbraio 2023, in un'intervista rilasciata alla giornalista investigativa Maryanne Demasi, Tom Jefferson (senior associate tutor all'Università di Oxford) dirà «Non ci sono prove che le mascherine facciano alcuna differenza». La conclusione di Jefferson è basata su 78 studi controllati randomizzati (*Physical interventions to interrupt or reduce the spread of respiratory viruses*[20]), sei dei quali condotti durante la pandemia, con un totale di 610.872 partecipanti di diverse nazioni. Quella che verrà pubblicata a gennaio 2023 su Cochrane sarà la versione aggiornata di uno studio comparato già pubblicato nel novembre del 2020. Lo studio, infatti, concluderà che «i risultati aggregati degli RCT non hanno mostrato una chiara riduzione dell'infezione virale respiratoria con l'uso di mascherine medico/chirurgiche» e che «non ci sono state chiare differenze tra l'uso di mascherine medico/chirurgiche rispetto ai respiratori N95/P2 negli operatori sanitari quando utilizzati nelle cure di routine per ridurre l'infezione virale respiratoria».

Nonostante l'allarmismo dei media a giugno 2020, grazie all'improvviso calo dei decessi, torna possibile viaggiare dentro e fuori i confini nazionali a patto di esibire un certificato che attesti la

---

[20] https://www.cochranelibrary.com/cdsr/doi/10.1002/14651858.CD006207.pub6/full

propria negatività al virus (da meno di 48 ore in caso di test rapido antigenico e 72 ore in caso di tampone PCR molecolare[21]). Non solo, si può anche ricominciare a frequentare i luoghi pubblici come ristoranti, musei, negozi, centri commerciali, parrucchieri e alberghi (seppur seguendo le severe norme di contenimento imposte dal governo)[22].

Malauguratamente, dopo appena un paio di mesi, il 16 agosto l'Italia ritorna a vivere l'incubo delle chiusure e dell'imminente lockdown. A questo punto, però, nella mente delle persone comincia a insinuarsi un dubbio: com'è possibile che si passi così rapidamente da uno stato di socialità e libertà di movimento ad uno di quasi totale isolamento?

Tuttavia, molti ritengono che non ci sia tempo da dedicare a questo genere di speculazioni, perché ci sono cose più importanti a cui pensare.

A settembre le scuole riaprono tra i mille dubbi e tentennamenti dei presidenti di regione, dei sindaci e del governo. La possibilità che era stata a lungo minacciata si presenta a ottobre, quando viene annunciato dal CTS l'arrivo della seconda ondata pandemica, che costringerà gli studenti di tutte le età alla celeberrima didattica a distanza (DAD), che aprirà lo scenario a disagi di vario tipo. Dall'impossibilità dei genitori meno abbienti di mettere a disposizione del figlio un device per partecipare alle lezioni online,

---

[21] https://www.laboratoriomedalab.it/differenza-tra-test-rapidi-e-tamponi-molecolari/
[22] https://www.regioni.it/newsletter/n-3860/del-12-06-2020/emergenza-covid-19-e-riaperture-in-gazzetta-ufficiale-il-dpcm-dell11-giugno-21322/

passando per quella di assentarsi in maniera prolungata da lavoro per restare a casa con i più piccoli, tutto concorrerà a creare una situazione di profondo disagio psicologico nella popolazione.

Continua, così, una saga che pare infinita: quella delle nuove abitudini che tutti devo sforzarsi di rispettare e che riguardano DPCM, lockdown, coprifuoco, DAD, smart working, mascherine obbligatorie, sistema di colori a zone (alla zona rossa, si aggiungono quella arancione e quella bianca, a seconda del numero di contagi).

All'improvviso la più rosea delle previsioni si avvera: il 27 dicembre 2020 viene proclamato in Europa il *vaccine day* che sancisce l'avvio della campagna vaccinale. Grazie a quella che Janine Small (una dei dirigenti dell'azienda farmaceutica Pfizer), durante un'audizione al Parlamento Europeo avvenuta l'10 ottobre 2022, definirà *«the speed of science»*[23], viene autorizzata dall'FDA[24] (acronimo di *Food and drug Administration*, ente governativo statunitense che si occupa della regolamentazione dei prodotto alimentari e farmaceutici e che opera all'interno *del Department of Health and Human Services*[25]) la commercializzazione dei vaccini Covid ad Uso di Emergenza. Rispondendo alla domanda diretta posta da Rob Roos (eurodeputato olandese del Gruppo dei Conservatori e Riformisti Europei): «Il vaccino Pfizer Covid è stato testato per fermare la trasmissione del virus prima che di sbarcare sul mercato?», la Small ha risposto: «Mi chiede se sapessimo se il vaccino interrompesse o

---

[23] https://www.lindipendente.online/2022/10/13/vaccini-mai-testati-sulla-trasmissione-lammissione-di-pfizer-sbugiarda-media-e-autorita/
[24] https://www.fda.gov/about-fda/fda-organization
[25] https://www.fda.gov/about-fda/fda-organization

no la trasmissione, prima di immetterlo sul mercato? Ma no! Sa, dovevamo davvero muoverci alla velocità della scienza»[26].

**Peter Doshi: le prime perplessità sull'efficacia del vaccino.**

Tuttavia, un mese prima dell'inizio della campagna vaccinale, Peter Doshi[27] (senior editor presso la prestigiosa rivista scientifica British Medical Journal (BMJ) e professore associato di ricerca sui servizi sanitari farmaceutici presso la School of Pharmacy dell'Università del Maryland) – il cui lavoro di ricerca si concentra sul processo di approvazione dei farmaci, su come vengono valutati e comunicati i rischi e i benefici dei prodotti medici e sul miglioramento della credibilità e dell'accuratezza della sintesi delle prove e delle pubblicazioni biomediche – è uno dei primi accademici ad avanzare delle perplessità in merito all'efficacia del vaccino Covid.

In un articolo[28] datato 26 novembre 2020, pubblicato appunto sul BMJ, Doshi esordisce dicendo che «solo la piena trasparenza e il controllo rigoroso dei dati consentiranno alle persone di prendere decisioni informate». In seguito, egli afferma che nonostante «i migliori risultati di efficacia degli studi sperimentali sul vaccino Covid-19 di Pfizer e Moderna, a prima vista, siano sbalorditivi (…),

---

[26] https://apnews.com/article/fact-check-pfizer-transmission-european-parliament-950413863226
[27] https://www.bmj.com/about-bmj/editorial-staff/peter-doshi
[28] https://blogs.bmj.com/bmj/2020/11/26/peter-doshi-pfizer-and-modernas-95-effective-vaccines-lets-be-cautious-and-first-see-the-full-data/

27

essi segnalano una riduzione del rischio relativo[29], ma non una riduzione del rischio assoluto[30], che sembra essere inferiore all'1%» e che «essi si riferiscono all'*endpoint* primario[31][32], ma non alla capacità del vaccino di salvare vite umane, né alla capacità di prevenire l'infezione, né all'efficacia in sottogruppi importanti (ad esempio anziani fragili)». Inoltre, il medico aggiunge che «questi risultati riflettono un punto temporale relativamente breve dopo la vaccinazione e non sappiamo nulla delle prestazioni del vaccino a 3, 6 o 12 mesi dall'inoculazione, quindi non possiamo confrontare questi numeri con altri vaccini come, per esempio, i vaccini antinfluenzali». Doshi sottolinea anche come «né Moderna, né Pfizer hanno rilasciato alcun campione di materiale scritto fornito ai pazienti, quindi non è chiaro quali eventuali istruzioni siano state ad essi fornite in merito all'uso di medicinali per trattare gli effetti collaterali dopo la vaccinazione».

---

[29] Il rischio relativo è la probabilità che si verifichi un evento in un gruppo di persone rispetto a un altro gruppo con comportamenti, condizioni fisiche e condizioni ambientali diversi.

[30] Il rischio assoluto è la probabilità che un effetto per la salute si verifichi in determinate condizioni.

[31] L'insieme degli *endpoint* primari è costituito dall'esito o dagli esiti (basati sugli effetti previsti del farmaco) che stabiliscono l'efficacia e/o le caratteristiche di sicurezza del farmaco, al fine di supportare l'azione normativa. Quando c'è più di un *endpoint* primario, il successo di uno qualsiasi da solo potrebbe essere considerato sufficiente per dimostrare l'efficacia del farmaco, ma non lo è.

[32] https://www.fda.gov/files/drugs/published/Multiple-Endpoints-in-Clinical-Trials-Guidance-for-Industry.pdf

## Il vaccino Comirnaty di Pfizer.

Le preoccupazioni di una parte del mondo scientifico si fondano sul fatto che il Comirnaty (BNT162b2), il primo vaccino creato contro il virus Covid dall'azienda farmaceutica Pfizer, è basato sulla tecnologia RNA messaggero (mRNA), il cui funzionamento è molto diverso rispetto a quello utilizzato nei vaccini tradizionali. Infatti, il Comirnaty anziché somministrare al soggetto l'antigene[33] verso il quale si vuole indurre una risposta immunitaria, trasfonde la sequenza genetica con le istruzioni per produrlo. Il compito dell'mRNA è quello di codificare la proteina spike di SARS-CoV-2 (presente sulla superficie esterna del virus e utilizzata per entrare nelle cellule e replicarle). Il procedimento è semplice: le molecole di mRNA, inserite all'interno di una microscopica struttura lipidica (chiamata nanoparticella), entrano nelle cellule dei soggetti vaccinati, i ribosomi[34] leggono le istruzioni genetiche in esse contenute e avviano la sintesi della proteina spike; quando il sistema immunitario del soggetto vaccinato le riconosce, viene stimolato a produrre anticorpi specifici attivando le cellule T, che si predispongono a rispondere a future infezioni del virus.[35]

---

[33] Un antigene è una molecola in grado di essere riconosciuta dal sistema immunitario come estranea o potenzialmente pericolosa.

[34] I ribosomi sono complessi macromolecolari, immersi nel citoplasma o ancorati al reticolo endoplasmatico ruvido o contenuti in altri organuli, responsabili della sintesi proteica. La loro funzione è quella di leggere le informazioni contenute nella catena di RNA messaggero.

[35] https://www.epicentro.iss.it/vaccini/covid-19-vaccino-pfizer-biontech

**La fuga di dati dall'EMA.**

Questa nuova tecnologia appare, fin dalla sua primissima scoperta negli anni Sessanta, estremamente promettente; eppure, già il 10 marzo 2021, in un articolo investigativo pubblicato dal British Medical Journal[36] una fuga di dati dall'EMA (*l'European Medicines Agency,* che si occupa di monitorare e garantire la valutazione scientifica, la supervisione e il controllo della sicurezza di medicinali ad uso umano all'interno dell'Unione Europea) pone la questione della stabilità dell'mRNA. Pare, infatti, che gli scienziati dell'EMA incaricati di garantire la qualità della produzione fossero preoccupati per «le specie di mRNA troncate e modificate presenti nel prodotto finito». Inoltre, in una mail datata novembre 2020 (quindi, poco prima dell'avvio della campagna vaccinale) un alto funzionario dell'EMA si diceva preoccupato del fatto che «la produzione dei vaccini non fosse conforme alle specifiche previste e che le autorità di regolamentazione non erano sicure delle future implicazioni». La causa di tale modifica nel prodotto era sconosciuta e l'impatto sulla sicurezza e sull'efficacia del vaccino era «ancora da definire».

Nonostante queste problematiche, il 21 dicembre 2020 l'EMA autorizza la commercializzazione del Comirnaty di Pfizer, seguendo la procedura prevista dal *Batch Release.*

---

[36] https://www.bmj.com/content/372/bmj.n627

Nel frattempo, l'azienda farmaceutica statunitense Moderna sviluppa un proprio vaccino Covid, lo Spikevax, al quale l'EMA concede l'autorizzazione al commercio il 6 gennaio 2021 e il giorno successivo il suo corrispettivo istituzionale italiano, l'AIFA (Agenzia italiana del farmaco) recepisce la direttiva europea[37].

## L'FDA concede l'Autorizzazione ad Uso d'Emergenza (EUA) dei vaccini.

Il primo ente governativo a concedere l'autorizzazione all'uso d'emergenza dei vaccini Pfizer e Moderna è l'FDA americana nel dicembre 2020. In seguito, l'EMA (europea) e l'AIFA (italiana), seguendo le linee guida del *World Health Organizztion* (WHO), avviano la campagna vaccinale.

Nel gennaio 2020, l'indice Nasdaq riporta in 18,89 dollari il valore di una singola azione della casa farmaceutica Moderna; il 10 settembre 2021, in seguito a un progressivo e inesorabile aumento, il valore raggiunse il suo massimo storico: 449,38 dollari per azione[38]. Tra la fine del 2020 e il luglio 2021 il valore della Moderna Inc. passerà da 5 a 100 miliardi di dollari. Prima dello Spikevax l'azienda

---

[37] https://www.epicentro.iss.it/vaccini/covid-19-vaccino-moderna#:~:text=Si%20tratta%20del%20secondo%20vaccino,o%20superiore%20a%2018%20anni

[38] https://www.google.com/search?q=Moderna%2C+Inc.+(MRNA)+NasdaqGS&oq=Moderna%2C+Inc.+(MRNA)+NasdaqGS&aqs=chrome..69i57j0i22i30.750j0j4&sourceid=chrome&ie=UTF-8

farmaceutica non era mai riuscita a ottenere dall'FDA l'approvazione per uso umano di un proprio vaccino.

Secondo una stima[39] di *Amnesty International*, solamente nel terzo trimestre del 2021 l'azienda farmaceutica Pfizer ha generato 14 miliardi di dollari di profitti dalla vendita dei vaccini contro il Covid-19, per raggiungere i 36 miliardi complessivi entro la fine dell'anno.

---

[39] https://www.amnesty.it/covid-19-pfizer-fa-enormi-profitti-mentre-compromette-le-possibilita-di-milioni-di-persone-di-ricevere-il-vaccino/#:~:text=L'azienda%20farmaceutica%20Pfizer%20ha,entro%20la%20Ofine%20dell'anno

# Anno 2021: il vaccino

**La sperimentazione clinica.**

Tra le principali critiche che vengono mosse ai sieri a tecnologia mRNA c'è quella che riguarda le tempistiche della sua sperimentazione clinica. La metodologia con la quale si valutano l'efficacia e la sicurezza di un nuovo farmaco deve, di norma, rispettare specifiche fasi, obbiettivi e caratteristiche.

Secondo l'AIFA la sperimentazione clinica[40] si divide in quattro fasi. La fase 1 dura alcuni mesi e i volontari testati (o i soggetti con la malattia target) devo essere tra i 20 e i 100; il suo scopo è quello di valutare l'azione e la sicurezza del farmaco. In media, il 70% dei farmaci passa alla fase successiva. La fase 2 può continuare anche per due anni, i soggetti testati devono essere tra i 100 e i 300 e analizza l'efficacia e gli effetti collaterali a breve termine del trattamento; solamente il 33% dei farmaci passa alla fase successiva. La fase 3 può durare da 1 a 4 anni, necessita dai 300 ai 3000 soggetti testati e il suo proposito è quello di studiare gli effetti collaterali e il rapporto tra rischi e benefici; solamente il 25% dei trattamenti passa alla fase 4. A questo punto, il farmaco e le sue valutazioni cliniche possono passare alle agenzie competenti che esamineranno i dati

---

[40] https://sperimentazionicliniche.it/images/Sperimentazioni_cliniche_Infografica_1.png

raccolti e decideranno per l'eventuale commercializzazione, dando la loro approvazione.

Il termine "approvazione" nel caso dei vaccini Covid è cruciale, e più avanti spiegherò perché sarà fondamentale per comprendere le perplessità di una parte della comunità scientifica internazionale circa la commercializzazione repentina dei trattamenti a tecnologia mRNA.

Infine, la fase 4 concerne il monitoraggio e il perfezionamento nell'utilizzo del farmaco, ormai in commercio, utilizzato su centinaia di migliaia di persone. La durata di questo processo è variabile, ma da prassi una sperimentazione clinica canonica può durare dai 9 ai 12 anni.

## La procedura EUA dell'FDA.

A questo punto, una domanda sorge spontanea: come si spiega la rapidità con la quale i vaccini per il Covid sono stati messi in commercio? La risposta è semplice: in virtù dell'*Emergency Use Authrization* (EUA)[41], strumento con il quale l'FDA ha approvato i vaccini mRNA, promossi dalla *World Health Organization* come mezzi indispensabili per combattere la diffusione del Covid.

Nel gennaio 2021, all'inizio della campagna vaccinale, infatti, il presidente del WHO Tedros Adhanom Ghebreyesus ha affermato

---

[41] https://www.fda.gov/emergency-preparedness-and-response/mcm-legal-regulatory-and-policy-framework/emergency-use-authorization

che «(...) i vaccini contro il Covid-19 devono essere somministrati in ogni paese, come simbolo di speranza per il superamento della pandemia (...)»[42].

In Europa, l'autorizzazione alla commercializzazione dei vaccini è arrivata direttamente dalla Commissione Europea tra dicembre (per quello prodotto da Pfizer) e gennaio (per quello di Moderna) attraverso una «valutazione scientifica indipendente della sicurezza, dell'efficacia e della qualità da parte dell'Agenzia europea per i medicinali (EMA)»[43].

In Italia, invece, la decisione è stata presa dall'AIFA, il cui direttore generale Magrini ha specificato come la sua non fosse «soltanto una presa d'atto dell'approvazione europea (...)» e che «oltre ad autorizzarne l'immissione in commercio (...) l'AIFA ha previsto un programma di attività di informazione e comunicazione sui vaccini per il Covid-19 (...)»[44].

Purtroppo, l'affermazione di Magrini non spiega su quali basi e attraverso quale procedura l'AIFA abbia deciso di approvare la commercializzazione dei sieri. Tuttavia, una procedura esiste: «in considerazione dell'emergenza in corso, per le richieste di commercializzazione sul territorio nazionale dei vaccini per il Covid-19 dovrà essere seguita unicamente la procedura d'urgenza prevista dall'AIFA per il *Batch Release*.»[45]

---

[42] https://www.bbc.com/news/world-55709428
[43] https://ec.europa.eu/commission/presscorner/detail/it/qanda_20_2390
[44] https://www.aifa.gov.it/-/autorizzato-il-vaccino-biontech-pfizer
[45] https://www.aifa.gov.it/-/procedura-per-la-presentazione-delle-richieste-di-commercializzazione-dei-vaccini-controllo-di-stato-per-ciascun-singolo-lotto-per-il-covid-19

## La proceduta *Batch Release* dell'AIFA.

La procedura *Batch Release,* espletata dall'AIFA, è l'attività di gestione tecnico-amministrativa prevista dal D.M. 31 marzo 2008, volta a verificare che ogni singolo lotto destinato alla commercializzazione in Italia abbia regolarmente superato la procedura del Controllo di Stato, con relativo rilascio del *Batch Release Certificate* da parte dell'*Official Medicines Control Laboratory* (OMCL) competente. Tale attività, denominata *Official Control Authority Batch Release* (OCABR), è armonizzata in tutti gli Stati Membri dell'unione, coordinata dallo *European Directorate for the Quality of Medicines* (EDQM) ed eseguita dagli OMCLs (in collaborazione, ove distinte, con le autorità regolatrici nazionali). Le *Official Control Authority Batch Release Guidelines* prevedono un'unica procedura ordinaria, che deve concludersi entro 7 giorni lavorativi decorrenti dalla data di ricevimento della richiesta di Batch Release, al termine dei quali (in mancanza di opposizioni o di richieste di integrazione documentale e/o chiarimenti) il lotto può essere commercializzato. In Italia, per andare incontro a comprovati motivi di necessità, è stata istituita un'ulteriore procedura, definita "procedura d'urgenza", nella quale i termini sono ridotti a 3 giorni lavorativi.[46]

Per meglio chiarire la fitta rete di collaborazione tra Italia ed Europa in campo medico è bene esaminarne i legami.

---

[46] https://www.aifa.gov.it/sites/default/files/Nota_informativa_sulla_procedura_di_Batch_Release_11.07.2017.pdf

La *Batch Release* è una procedura coordinata dallo *European Directorate for the Quality of Medicines* (EDQM)[47], ed è diretta dal Consiglio d'Europa.


### L'*Official Medicine Control Laboratory.*

L'*Official laboratory for the control of medicines* (OMCL) per l'Italia è gestito dall'Istituto Superiore di Sanità (ISS) e le sue funzioni sono quasi interamente racchiuse nel Centro Nazionale per il Controllo e la Valutazione dei Farmaci (CNFC) che è sì nazionale, ma strettamente inserito in un contesto europeo; il suo funzionamento, infatti, è gestito in concorso con l'EDQM, che ha sede a Strasburgo ed è operante nell'area del Consiglio d'Europa.

Considerando i tre giorni di tempo previsti dalla *Batch Release* per espletare la procedura d'urgenza, non si spiega come l'OMCL e il CNCF italiani abbiano potuto condurre delle proprie indagini o, quantomeno, visionare la documentazione relativa alla valutazione scientifica indipendente della sicurezza, dell'efficacia e della qualità effettuata dell'EMA. Possiamo, dunque, ragionevolmente supporre che l'AIFA abbia basato la sua decisione sulla valutazione scientifica indipendente condotta dall'EMA. Quindi, se ne deduce che l'AIFA altro non ha fatto che recepire la direttiva europea in merito alla commercializzazione dei vaccini Covid.

---

[47] https://www.edqm.eu/en/

**La definizione di pandemia del *World Health Organization*.**

A questo punto corre l'obbligo di approfondire le circostanze che hanno condotto l'FDA a ricorrere all'autorizzazione di emergenza per commercializzare i nuovi vaccini.

Secondo un articolo pubblicato sul National Library of Medicine «sebbene il *World Health Organization* (WHO) abbia fornito molte descrizioni dell'influenza pandemica, non ha mai stabilito una definizione formale dei criteri per dichiarare una pandemia (…)[48]».

Tuttavia, in questo articolo si può leggere che dal 2003 nella parte superiore della home page del WHO (conosciuta in Italia come OMS, *Organizzazione mondiale della Sanità*) relativa alla preparazione alla pandemia, compariva una definizione precisa: «una pandemia influenzale si verifica quando compare un nuovo virus influenzale contro il quale la popolazione umana non ha immunità, provocando diverse epidemie simultanee in tutto il mondo con un numero enorme di morti e malattie».

Il 4 maggio 2009 (appena un mese prima della dichiarazione della pandemia H1N1, la cosiddetta febbre suina) la pagina web del WHO è stata modificata in risposta alla richiesta di precisazione posta da un giornalista della CNN[49]. L'espressione "numero enorme

---

[48] https://www.ncbi.nlm.nih.gov/pmc/articles/PMC3127275/

[49] https://edition.cnn.com/2009/HEALTH/05/04/swine.flu.pandemic/index.html

di morti e malattie" è stata rimossa e la nuova definizione recita semplicemente: «una pandemia influenzale può verificarsi quando compare un nuovo virus influenzale contro il quale la popolazione umana non ha l'immunità».

Tralasciando le polemiche, possiamo dire che è in virtù di questa definizione che quella da SARS-CoV-2 è a tutt'oggi considerata una pandemia, anche se molti dati suggeriscono che la letalità di questo virus sia al pari dell'influenza stagionale.

Nel febbraio 2020, infatti, Fabrizio Pregliasco (virologo e ricercatore all'Università degli Studi di Milano) ha affermato che «tra il 2007 e il 2017 (…) l'influenza è stata la causa iniziale di morte per un totale di 5.060 decessi, una media di 460 l'anno. (…) A seconda delle stime dei diversi studi, vanno poi aggiunti tra le 4 mila e le 10 mila morti indirette, dovute a complicanze polmonari o cardiovascolari, legate all'influenza»[50].

## La procedura dell'Istituto Superiore di Sanità per l'identificazione, la certificazione e la classificazione delle cause di morte.

Un'altra controversia riguarda le affermazioni di alcuni medici, secondo i quali il conteggio dei decessi attribuiti al Covid sarebbe in larga parte viziato dal pregiudizio che qualunque individuo risultato

---

[50] https://www.agi.it/fact-checking/news/2020-02-26/coronavirus-influenza-stagionale-7231278/

positivo al Covid al momento del decesso fosse morto "a causa del Covid" anziché "con il Covid". Seppure questa possa apparire come una mera minuzia dialettica non lo è affatto, perché proprio questa metodologia potrebbe avere irrimediabilmente compromesso la raccolta dati relativa al conteggio delle vittime del Covid.

Secondo l'Istituto Superiore della Sanità «nel riportare i decessi Covid-19 sul sistema di sorveglianza, si suggerisce di seguire le indicazioni dello *European Centre for Disease Prevention and Control* (ECDC) e dell'OMS per identificare i decessi associati a Covid-19. Queste indicazioni sono state riprese in un rapporto sulla definizione, la certificazione e la classificazione delle cause di morte per Covid-19 che contiene le indicazioni per la definizione di un decesso come dovuto a Covid e per compilazione dei certificati di morte»[51].

Il Rapporto ad interim su identificazione, certificazione e classificazione delle cause della morte per Covid-19[52], realizzato dell'ISS nel giugno 2020, ha definito i criteri per definire un decesso dovuto al Covid e che questi devono essere tutti presenti ai fini della valutazione medica. Essi sono: il decesso occorso in un paziente definibile come caso confermato di Covid-19, la presenza di un quadro clinico e strumentale suggestivo di Covid-19, l'assenza di una chiara causa di morte diversa dal Covid-19 (per esempio trauma) e

---

[51] https://www.iss.it/it/web/guest/-/come-si-calcola-la-mortalita-associata-al-covid-19

[52] https://www.istat.it/it/files//2020/06/Rapporto-ISS-Istat-cause-di-morte-COVID-19-49_2020.pdf

l'assenza di periodo di recupero clinico completo tra la malattia e il decesso.

Questo rapporto sembrerebbe fugare ogni dubbio in merito alla questione della raccolta dati sui decessi; tuttavia, per comprendere a fondo come questo protocollo possa essere stato fallace bisogna fare un'opportuna precisazione. Alla voce "assenza di una chiara causa di morte diversa dal Covid" si specifica che «non sono da considerarsi tra le chiare cause di morte diverse da Covid le patologie preesistenti che possono aver favorito o predisposto a un decorso negativo dell'infezione. Una patologia preesistente è definita come qualsiasi patologia che abbia preceduto l'infezione da SARS-CoV-2 o che abbia contribuito al decesso pur non facendo parte della sequenza di cause che hanno portato all'evento morte. Per esempio, vengono considerate patologie preesistenti: il cancro, le patologie cardiovascolari, renali ed epatiche, la demenza, le patologie psichiatriche e il diabete».

Quindi, qualunque individuo che al momento del decesso fosse risultato affetto sia dal virus che da gravi patologie pregresse poteva essere classificato come "deceduto a causa del Covid" perché – secondo questo ragionamento – sarebbe stato il Covid a far aggravare le condizioni del paziente e dunque a condurlo alla morte. Ad ogni modo, non è dimostrato che la positività al Covid causi il peggioramento delle malattie sopracitate.

**Tasso di mortalità e tasso di letalità del Covid prima della campagna vaccinale.**

In data 17 marzo 2021, la tabella n. 5 del rapporto sull'aggiornamento nazionale dell'epidemia Covid dell'ISS[53] riporta un numero di deceduti totale pari a 102.010 (dei quali la stragrande maggioranza erano over 70), con un tasso di letalità[54] del virus pari al 3,1%; mentre il tasso di mortalità[55] rispetto alla totalità della popolazione italiana risulta dello 0,00017%.

Il report si conclude spiegando che «le differenze nei trend osservati nel numero di casi tra gli operatori sanitari e nelle persone over 80 anni sono probabilmente da attribuire alla campagna di vaccinazione (…)». Tuttavia, da dicembre 2020 a marzo 2021 l'Italia ha ricevuto 450.000 dosi di vaccino a settimana (per un totale di 5.640.000 dosi a fine marzo), quindi più di 53 milioni di persone non erano ancora state vaccinate. Inoltre, a fronte del tasso di letalità degli ebola virus (stimato tra il 25% e il 90% dall'ISS[56]), quello del 3,1% del SARS-CoV-2 non sembra giustificare la fretta di approvare un vaccino la cui sperimentazione clinica risulta essere, per molti versi, lacunosa.

---

[53] https://www.epicentro.iss.it/coronavirus/bollettino/Bollettino-sorveglianza-integrata-COVID-19_17-marzo-2021.pdf
[54] Il tasso di letalità, che calcola quante persone sono morte fra quelle positive al Covid.
[55] Il tasso di mortalità, che calcola quante persone sono morte sul totale delle persone esposte al Covid, cioè sugli abitanti del nostro Paese.
[56]
https://www.epicentro.iss.it/ebola/#:~:text=La%20letalit%C3%A0%2C%20a%20seconda%20delle,dal%2025%25%20al%2090%25

**Ursula von der Leyen e Albert Bourla: lo strano caso degli sms scomparsi.**

Nell'aprile 2021, il New York Times (sull'onda di un'inchiesta di neztpolitik.org) rivela uno scambio di sms privati tra Ursula von der Leyen (presidente della Commissione Europea) e Albert Bourla (CEO di Pfizer) durante il negoziato che ha portato l'UE ad acquistare di 1,8 miliardi di dosi di vaccini per il Covid. In seguito, alcuni eurodeputati hanno chiesto a von der Leyen e Bourla di comparire in audizione, ma entrambi si sono rifiutati.

In proposito, l'eurodeputata italiana Rosa D'Amato dice: «non si tratta di una questione privata, ma di una questione di trasparenza fondamentale per comprendere le scelte alla base della strategia europea sui vaccini, e se tali scelte siano state fatte nel pieno rispetto dei diritti e degli interessi dei cittadini».

Il 16 settembre 2021 la mediatrice europea, Emily O'Reilly chiede di avere accesso alle conversazioni confidenziali tra Bourla e von der Leyen, ma la Commissione risponde affermando di non essere in grado di trovare gli sms in questione, perché essi potevano essere stati cancellati a causa della loro natura effimera.[57]

Il 5 ottobre 2021 la Commissione Europea rifiuta ufficialmente l'accesso del pubblico al testo dei messaggi scambiati tra von der

---

[57] https://www.europarl.europa.eu/doceo/document/E-9-2022-000382_EN.html

43

Leyen e Bourla[58]. Pochi giorni dopo, la Procura europea annuncia di avere aperto un'inchiesta sull'acquisto dei vaccini anti Covid, dopo che una relazione della Corte dei conti dell'Ue aveva sollevato non poche perplessità sulla gestione della trattativa tra Bruxelles e Pfizer[59].

A novembre del 2022, D'Amato presenterà un'interrogazione[60] alla Commissione Europea per chiedere lumi sul coinvolgimento di Heiko von der Leyen (marito della presidente) in un progetto di ricerca sui vaccini a mRNA. Il progetto, finanziato dall'Italia con 320 milioni di euro provenienti dal PNRR (il piano UE per la ripresa post pandemia) prevede la partecipazione della società biotech statunitense *Orgenesis*, di cui Heiko von der Leyen era, all'epoca, direttore scientifico. Dopo le polemiche, il marito della leader dell'UE si dimetterà dall'incarico.

Nel febbraio 2023 il New York Times porterà la Commissione Europea in tribunale per non aver reso pubblico lo scambio di messaggi tra la Presidente von der Leyen e il CEO di Pfizer[61].

---

[58] https://cdn.netzpolitik.org/wp-upload/2021/12/MEETING_REPORT_202101316_20211208_170737.pdf
[59] https://www.ansa.it/europa/notizie/rubriche/altrenews/2022/10/18/procura-europea-in-corso-indagine-su-forniture-vaccini-covid_5dc5f3e6-2086-4774-9a45-008338318be1.html
[60] https://www.europarl.europa.eu/doceo/document/E-9-2022-003717_IT.html
[61] https://europa.today.it/attualita/new-york-times-denuncia-von-der-leyen-vaccini.html

**La definizione di vaccino.**

Fino a poco tempo fa, il dizionario americano Merriam-Webster definiva vaccino «una preparazione di microrganismi uccisi, organismi viventi attenuati o organismi viventi completamente virulenti che viene somministrato per produrre o aumentare artificialmente l'immunità a una particolare malattia»[62]. Nel 2021 la definizione è stata modificata, e al punto b) spiega che «un vaccino è una preparazione di materiale genetico (come un filamento di mRNA sintetizzato) che viene utilizzato dalle cellule del corpo umano per produrre una sostanza antigenica (come un frammento della proteina spike di un virus)»[63].

Contattato dal quotidiano statunitense USA Today, Peter Sokolowski (redattore generale di Merriam-Webster) ha dichiarato che la società ha cambiato la sua definizione di vaccino per includere un linguaggio scientificamente più accurato, in linea con gli aggiornamenti apportati dai CDCs (*Centers for Disease Control and Prevention*) statunitensi alla sua definizione di vaccino.

A proposito di questo aggiornamento, Belsie Gonzalez (specialista senior in affari pubblici per il CDC) ha dichiarato che l'agenzia ha modificato la sua definizione perché quella precedente «poteva essere interpretata nel senso che i vaccini fossero efficaci al 100%, cosa che non è mai avvenuta per nessun vaccino, quindi l'attuale

---

[62] https://web.archive.org/web/20201105154809/https://www.merriam-webster.com/dictionary/vaccine
[63] https://www.merriam-webster.com/dictionary/vaccine

45

definizione è più trasparente e descrive anche i modi in cui i vaccini possono essere somministrati.»[64]

Dunque nel 2021, a un anno dall'inizio della campagna vaccinale per contrastare il virus Covid con un siero che utilizza la nuova tecnologia mRNA, i CDCs statunitensi hanno sentito l'esigenza di ufficializzare il fatto inconfutabile che i vaccini non offrono un'immunità completa dalla malattia, ma che hanno solamente la funzione di «stimolare la risposta immunitaria del corpo contro le malattie»[65].


## La *Consumer Credit Protection* americana.

Esiste anche una motivazione pratica dietro la scelta di classificare come vaccini i nuovi sieri per il Covid. Infatti, secondo la legge americana 15 (*Commerce and Trade*[66]), capitolo 2, sottocapitolo 1 (§§ 41-58), sezione 52 (*Dissemination of false advertisements*) che regola le pratiche ingannevoli (*Consumer Credit Protection*) è illegale pubblicizzare che «un prodotto o un servizio può prevenire o curare malattie umane, a meno che non si possiedano prove scientifiche affidabili e studi clinici ben controllati»[67].

---

[64] https://eu.usatoday.com/story/news/factcheck/2021/11/30/fact-check-merriam-webster-changed-vaccine-definition-accuracy/6354415001/
[65] https://www.cdc.gov/vaccines/vac-gen/imz-basics.htm
[66] https://www.govinfo.gov/content/pkg/USCODE-2019-title15/pdf/USCODE-2019-title15.pdf
[67] https://law.justia.com/codes/us/2012/title-15/chapter-2/subchapter-i/section-52/

Nonostante questa legge, da una ricerca incentrata sulla pubblicità di prodotti farmaceutici diretta al consumatore, pubblicata sulla National Library of Medicine nel maggio 2018, emerse che su un campione di 97 annunci, nessun descriveva quantitativamente i rischi legati ai farmaci, mentre l'efficacia degli stessi veniva presentata solamente nel 26% degli annunci.[68]

## Cos'è una terapia genica?

Nonostante gli sforzi dei CDCs, i sieri utilizzati per immunizzare la popolazione contro il virus Covid non sono considerabili vaccini, bensì terapie geniche.

Secondo la definizione dell'FDA «la terapia genica umana cerca di modificare o manipolare l'espressione di un gene o di alterare le proprietà biologiche delle cellule viventi per uso terapeutico»; essa è «una tecnica che modifica i geni di una persona per trattare o curare una malattia». Inoltre, si aggiunge che «esistono diversi tipi di prodotti per la terapia genica, tra i quali quella a base di vettori virali» perché «i virus hanno una capacità naturale di trasportare materiale genetico nelle cellule, e quindi alcuni prodotti di terapia genica derivano da essi. Una volta che i virus sono stati modificati per rimuovere la loro capacità di causare malattie infettive, possono

---

[68] https://www.ncbi.nlm.nih.gov/pmc/articles/PMC5910340/

essere utilizzati come vettori (veicoli) per trasportare geni terapeutici nelle cellule umane»[69].

Come abbiamo già visto, i sieri Covid agiscono attraverso le molecole di mRNA che interagendo con i ribosomi e leggendo le istruzioni genetiche in esse contenute, avviano la sintesi della proteina Spike. Per capire perché questi nuovi sieri possono essere considerati a tutti gli effetti terapie geniche è opportuno fare un ulteriore approfondimento.

I ribosomi sono particelle del citoplasma cellulare contenente RNA ribosomiale (RNAr) e diverse proteine[70]; l'RNA, a sua volta, è una molecola facilmente degradabile che si trova più di frequente in natura come un singolo filamento (a differenza del DNA che è una molecola stabile a doppio filamento). L'mRNA, che è depositario di informazioni, è coinvolto nella sintesi delle proteine e ha la funzione di trasmette importanti messaggi alle cellule.[71]

DNA e RNA sono entrambi acidi nucleici (macromolecole) formati da sub-unità. Il DNA contiene le informazioni necessarie affinché la vita si sviluppi e l'RNA partecipa alla trasmissione di quelle stesse informazioni attraverso la sua funzione di sintesi delle proteine.[72]

---

[69] https://www.fda.gov/vaccines-blood-biologics/cellular-gene-therapy-products/what-gene-therapy#:~:text=Gene%20therapy%20is%20a%20technique,that%20is%20not%20functioning%20properly

[70] https://www.treccani.it/enciclopedia/ribosoma

[71] https://www.marionegri.it/magazine/vaccini-a-mrna?gclid=Cj0KCQiAw8OeBhCeARIsAGxWtUx6y63p-zmweDniz357cKYiXvAlPhgwEpkCE91D_TcLzrDxM3siPkgaAuTAEALw_wcB

[72] https://www.chimica-online.it/biologia/differenza-tra-dna-e-rna.htm

**L'intricata storia dei vaccini mRNA.**

Per comprendere meglio la faccenda, è bene fare accenno a un articolo apparso sulla rivista scientifica Nature in data 14 settembre 2021 che titola, appunto: "L'intricata storia dei vaccini mRNA"[73].

Secondo Paul A. Krieg[74], uno dei medici che per primo tentò di sintetizzare l'mRNA in laboratorio per usarlo a scopi di ricerca, «l'RNA aveva un pessima reputazione in termini di stabilità». Questo potrebbe spiegare perché l'ufficio per lo sviluppo tecnologico di Harvard (che nel 1984 aveva avviato un team – di cui Krieg faceva parte – che usò un enzima di sintesi dell'RNA preso da un virus per produrre mRNA biologicamente attivo in laboratorio – un metodo che, nella sua essenza, rimane in uso ancora oggi) scelse di non brevettare l'approccio di sintesi dell'RNA del gruppo di ricerca. Quegli stessi ricercatori, allora, decisero di dare i loro reagenti alla *Promega Corporation* (una società di forniture di laboratorio del Wisconsin) in cambio di modeste *royalties*[75].

Anni dopo, Robert W. Malone[76] (ricercatore che alla fine del 1987 aveva eseguito un esperimento memorabile, mescolando filamenti di mRNA con goccioline di grasso che assorbendoli iniziarono a produrre proteine da esso) seguì le tecniche del team dell'università

---

[73] https://www.nature.com/articles/d41586-021-02483-w
[74] https://heart.arizona.edu/profile/paul-krieg-phd
[75] In senso lato con *royalty* si indica il diritto del titolare di un brevetto o di una proprietà intellettuale, o il possessore di un bene o di un copyright, ad ottenere il versamento di una somma di denaro da parte di chiunque effettui lo sfruttamento di detti beni per fini commerciali e/o di lucro.
[76] https://www.rwmalonemd.com/

di Harvard e le perfezionò. I progressi di Malone vennero ripresi dal biochimico Philip Felgner[77] (oggi direttore del *Centro di ricerca e sviluppo sui vaccini* presso l'Università della California[78]) e i due cominciarono a lavorare insieme per la Vical, una start up di San Diego, che nel 1991 stipulò un patto di collaborazione di ricerca multimilionaria con l'azienda farmaceutica Merck, uno dei più grandi sviluppatori di vaccini al mondo. Nonostante la tecnologia mRNA apparisse molto promettente, Merck mise in pausa il suo obiettivo di creare un vaccino antinfluenzale a causa del costo e della fattibilità della produzione. Nel 1993 il team di una piccola azienda biotecnologica francese – *Transgène* – guidata da Pierre Meulien[79] dimostrò che un filamento di mRNA in un liposoma poteva suscitare una specifica risposta immunitaria antivirale nei topi. Sebbene questa tecnologia sembrasse promettente, i team di Meulien e di Merck si concentrarono sui vaccini a DNA che, però, ottennero l'autorizzazione solamente per applicazioni veterinarie.

L'idea del vaccino mRNA ha avuto un'accoglienza molto favorevole nei circoli oncologici, ma come agente terapeutico, non a scopo preventivo della malattia. A partire dal lavoro del terapeuta genetico David Curiel[80], infatti, diversi scienziati accademici e start up hanno cercato di esplorare la possibilità che l'mRNA potesse essere usato per combattere il cancro. Una svolta significativa è arrivata nel 1997,

---

[77] https://profiles.icts.uci.edu/philip.felgner
[78] https://vaccine.uci.edu/about/people/
[79] https://ctti-clinicaltrials.org/who_we_are/organizational-structure/executive-committee/pierre-meulien-phd/
[80] https://radonc.wustl.edu/people/david-t-curiel-md-phd/

quando Eli Gilboa[81] ha proposto di prelevare le cellule immunitarie del sangue e impregnarle con l'mRNA sintetico che codificava le proteine tumorali, per poi iniettarle nuovamente nel corpo del paziente dove, si ipotizzava, avrebbero sollecitato il sistema immunitario ad attaccare i tumori.

È stato proprio il lavoro di Gilboa a ispirare le aziende tedesche di biofarmaceutica BioNTech e CureVac, due delle più grandi e promettenti imprese che si occupano dello sviluppo della tecnologia mRNA. Talmente promettenti che nel 2015 l'imprenditore americano Bill Gates investì sulla CureVac di Ingmar Hoerr ben 52 milioni di dollari.[82]

Come sosteneva Krieg, essendo l'mRNA una molecola molto instabile per essere veicolata nelle cellule ha bisogno di un involucro che la protegga. I fondatori di BioNTech (Sahin e Tureci) hanno identificato in una molecola di grasso denominata ALC-0315 il contenitore adatto a portare l'mRNA all'interno delle cellule con una buona efficienza. Tante ALC formano le nanosfere in cui è racchiusa la preziosa informazione a base di mRNA contenuta nel vaccino Comirnaty di Pfizer-BionNTech. [83]

Quindi, trovato il veicolo adatto a portare le informazioni del siero alle cellule, non restava che comprendere il meccanismo con il quale

---

[81] https://umiamihealth.org/sylvester-comprehensive-cancer-center/research/faculty/eli-gilboa-phd
[82] https://www.gatesfoundation.org/ideas/media-center/press-releases/2015/03/curevac-collaboration
[83] https://www.fondazioneveronesi.it/magazine/articoli/da-non-perdere/alc-0315-no-non-e-un-componente-cancerogeno-del-vaccino-pfizer-biontech

l'mRNA riesce a comunicare con la proteina Spike per disattivare la replica del virus Covid nelle cellule umane.

## La proteina Spike e il deficit preesistente del recettore ACE₂.

Iniziamo con il dire che la proteina spike (S) decora la superficie del virus formando delle protuberanze caratteristiche (facendolo sembrare una corona – da cui il nome Coronavirus) e si suddivide in due parti: la prima (S1) contiene una regione che serve a legarsi alla cellula bersaglio aderendo al recettore ACE₂; la seconda (S2), successivamente, consente l'ingresso del virus nella cellula. Una molecola che fosse capace di impedire l'interazione tra la proteina spike e il recettore ACE₂ sarebbe potenzialmente in grado di prevenire l'infezione da coronavirus e, di conseguenza, la malattia[84]. Grazie all'utilizzo della cristallografia a raggi X e della criomicroscopia elettronica, due gruppi di ricerca hanno messo a fuoco la struttura delle proteine di SARS-CoV-2 e individuato la sua proteasi: Mpro (*Main Protease*), senza la cui azione il virus non può replicarsi e infettare nuove cellule.[85] Lo scopo delle ricerche era quello di ingegnerizzare[86] una molecola che riuscisse a inibire l'attività naturale della proteasi Mpro.

---

[84] https://www.unisr.it/news/2020/6/la-biologia-strutturale-per-sars-cov-2-la-proteina-spike
[85] https://www.unisr.it/news/2020/6/sviluppare-antivirali-in-modo-razionale-spuntare-le-forbici-di-sars-cov-2
[86] https://it.wikipedia.org/wiki/Ingegneria_genetica

Quindi, si decise di inserire un filamento di mRNA (ingegnerizzato per contiene al suo interno le indicazioni per costruire le proteine spike del virus SARS-CoV-2) all'interno di una molecola di grasso, l'ALC-0315, che gli facesse da involucro protettivo fino a condurlo alla proteina spike, così che potesse entrare nelle cellule.[87]

Per spiegare i dubbi della comunità scientifica circa l'effettiva efficacia del meccanismo sopraccitato, è bene fare riferimento a uno studio pubblicato nel settembre 2022 sul sito web della National Library of Medicine che titola: "Covid-19, vaccini e carenza di $ACE_2$ e altre angiotensinasi. Chiusura del cerchio sull'effetto Spike". Lo studio ammette che «sebbene numerose prove suggeriscano che (…)$ACE_2$ (recettore presente sulla membrana della proteina spike, il cui ruolo è fare da "porta" al virus per entrare nelle cellule) e il suo prodotto catalitico (Ang) forniscano una significativa protezione cardiovascolare durante la fase acuta dell'infezione (…), le proteine Spike liberamente fluttuanti rilasciate dalle cellule bersagliate dai vaccini possono interagire con l'$ACE_2$ di altre cellule, promuovendo così l'internalizzazione e la degradazione del recettore $ACE_2$. Inoltre «il deficit preesistente di $ACE_2$ (come documentato per pazienti anziani, soggetti affetti da patologie quali diabete mellito, malattie polmonari, ipertensione e malattie croniche) contribuisce a un esito sfavorevole nell'infezione da SARS-CoV-2»[88].

---

[87] https://www.humanitas.it/news/vaccino-covid-pfizer-biontech-cose-come-funziona-e-perche-e-sicuro/#:~:text=Una%20volta%20iniettato%20il%20vaccino,sistema%20imm unitario%2C%20di%20anticorpi%20specifici
[88] https://www.ncbi.nlm.nih.gov/pmc/articles/PMC9217159/

È proprio in questo studio che troviamo la risposta al perché i CDCs hanno preferito aggiornare la propria definizione di vaccino piuttosto che ammettere che i trattamenti per il Covid siano effettivamente terapie geniche.

Se è vero che il deficit preesistente di ACE$_2$ contribuisce a un esito sfavorevole dell'infezione da Covid nei pazienti considerati fragili e vulnerabili (come anziani e affetti da patologie pregresse gravi), allora la ragione stessa di vaccinare milioni di persone con un vaccino sperimentale di cui non si conoscono gli effetti a lungo termine viene meno. Non solo, questo aprirebbe anche la strada alla possibilità che i governi di tutto il mondo si vedano costretti a rispondere davanti alla legge degli effetti collaterali dei nuovi trattamenti che si è tanto prodigato a patrocinare.

L'8 gennaio 2021, il WHO ha pubblicato un documento che racchiude le raccomandazioni per l'uso del vaccino contro il Covid di Pfizer per Uso di emergenza[89] e l'11 marzo 2021 ha dichiarato l'epidemia del nuovo coronavirus una pandemia globale.[90]

Comprendere l'importanza di questo avvenimento epocale è essenziale al fine di delineare tutti i passaggi grazie ai quali le gigantesche macchine istituzionali di tutto il mondo hanno potuto mettersi in moto per portare a compimento i loro scopi.

---

[89] file:///C:/Users/alice/Desktop/WHO-2019-nCoV-vaccines-SAGE-recommendation-BNT162b2-2022.2-eng.pdf
[90] https://pubmed.ncbi.nlm.nih.gov/32191675/#:~:text=The%20World%20Health%20Organization%20(WHO,a%20global%20pandemic%20(1)

**Analisi della relazione tra l'*Emergency Use Authorization* e la pandemia globale.**

A illuminarci sulla decisione del WHO di dichiarare quella da Covid una pandemia – seppure i numeri non supportassero una tale presa di posizione – è una dichiarazione di Pfizer, presente in grassetto sul sito dell'azienda, che recita: «L'uso del vaccino di Pfizer-BioNTech per il Covid-19 (…) non è stato approvato o concesso in licenza dall'FDA, ma è stato permesso ai sensi di un'autorizzazione all'Uso di emergenza (EUA) per prevenire la malattia da coronavirus 2019»[91].

In sostanza, l'FDA non ha mai approvato l'uso del Comirnaty di Pfizer, ma ne ha solamente autorizzato la commercializzazione in virtù dell'Uso di emergenza dovuto alla pandemia dichiarata dal WHO.

In circostanze normali Pfizer non avrebbe avuto sufficienti prove cliniche relative all'efficienza e alla sicurezza del suo vaccino. A questo punto, appare lapalissiano che se il WHO non avesse dichiarato la pandemia globale, l'FDA non avrebbe potuto utilizzare lo strumento dell'Uso di Emergenza per dare il suo benestare alla commercializzazione del vaccino di Pfizer, né a quelli prodotti dalle altre case farmaceutiche.

Questo passaggio è cruciale per capire che l'efficacia e la sicurezza dei sieri Covid non sono i criteri che stanno alla base della scelta di FDA, EMA e AIFA di consentirne l'uso umano.

---

[91] https://www.pfizer.com/science/coronavirus/vaccine/rapid-progress

## Le raccomandazioni provvisorie del WHO per l'uso del vaccino di Pfizer.

La guida del WHO "Raccomandazioni provvisorie per l'uso di Pfizer-BioNTech Vaccino Covid-19, BNT162b2, in Uso di Emergenza"[92] (il cui più recente aggiornamento, al momento in cui scrivo, è datato 18 agosto 2022) «si fonda sulle evidenze riassunte nel documento di base sul vaccino a mRNA BNT162b2 (Pfizer-BioNTech) contro Covid (e ulteriormente aggiornata sulla base di nuovi dati derivati da pubblicazioni scientifiche» ed «è stata sviluppata sulla base del parere emesso dallo *Strategic Advisory Group of Experts* (SAGE) sulle vaccinazioni nella sua riunione straordinaria del 5 gennaio 2021».

Lo *Strategic Advisory Group of Experts* (SAGE)[93] è il principale gruppo consultivo del WHO per i vaccini e l'immunizzazione (istituito nel 1999 per fornire indicazioni sul lavoro del WHO); il suo compito è quello di consigliare l'organizzazione sulle politiche e le strategie globali che vanno dai vaccini e la biotecnologia, ricerca e sviluppo, alla consegna dell'immunizzazione e ai suoi collegamenti con altri interventi sanitari, nonché relativamente a tutte le malattie prevenibili con i vaccini.

Nelle prossime righe analizzerò i punti del report che riguardano le critiche in merito a sicurezza ed efficacia del siero di Pfizer del quale,

---

[92] file:///C:/Users/alice/Desktop/WHO-2019-nCoV-vaccines-SAGE-recommendation-BNT162b2-2022.2-eng.pdf
[93] https://www.who.int/groups/strategic-advisory-group-of-experts-on-immunization/about

in data 4 gennaio 2022, sono state vendute più di 396 milioni di dosi in tutto il mondo[94].

La nota n.1 a pie di pagina 1 specifica che: «le raccomandazioni contenute in questa pubblicazione si basano sul parere di esperti indipendenti, che hanno preso in considerazione le migliori evidenze disponibili, un'analisi del rapporto rischio-beneficio e altri fattori (…)» tuttavia «il WHO non si assume alcuna responsabilità per l'approvvigionamento, la distribuzione e/o la somministrazione di qualsiasi prodotto per qualsiasi uso.»

Dunque, il WHO divulga immediatamente una raccolta di raccomandazioni sull'uso di emergenza del vaccino di Pfizer, ma scrive nero su bianco che non si assume alcuna responsabilità in merito a come queste indicazioni verranno recepite e utilizzate dai governi.

Nelle sue valutazioni positive sull'efficacia del farmaco, il SAGE si basa su uno studio randomizzato del vaccino che consiste in un regime a due dosi di BNT162b2 somministrato a distanza di 21 giorni, che ha conferito al vaccinato una protezione del 91% 7 giorni dopo la seconda dose contro l'infezione sintomatica da SARS-CoV-2 (ceppo ancestrale).

Tuttavia, riguardo la diminuzione dell'efficacia del siero nel tempo e delle prestazioni di un secondo richiamo, il testo spiega che «l'efficacia (VE) del vaccino Covid-19 può essere ridotta sia da nuove varianti (…) che eludono l'immunità offerta dal vaccino, che

---

[94] https://www.statista.com/statistics/1198516/covid-19-vaccinations-administered-us-by-company/

a causa dell'aumento del tempo trascorso tra la prima vaccinazione e il richiamo». Tuttavia, analizzando i dati possiamo notare che, sebbene si sostenga che un secondo richiamo possa migliorare la VE, esso fornisce «un'efficacia relativa del 62% rispetto a Covid grave e del 74% rispetto a decessi correlati a virus».

Per quanto riguarda l'importante aspetto delle controindicazioni, il report si limita a sconsigliare di somministrare una seconda dose a un soggetto che abbia manifestato anafilassi (reazione allergica IgE-mediata acuta, potenzialmente letale) alla somministrazione della prima dose.

Nelle raccomandazioni su come affrontare le attuali lacune di conoscenza attraverso ulteriori ricerche, il WHO consiglia il monitoraggio e la ricerca post-autorizzazione riguardo «gli eventi avversi gravi inclusi: miocardite, casi di sindrome infiammatoria multisistemica, tassi di miocardite dopo dosi di richiamo, tassi di miocardite per età e sesso, tassi di base di AESI (compresa la miocardite), esiti materni e neonatali.»

Circa il tema dell'allattamento al seno, il report sottolinea che è «biologicamente e clinicamente improbabile che BNT162b2 rappresenti un rischio per il bambino allattato al seno» e che, quindi, «il WHO non raccomanda l'interruzione dell'allattamento al seno a causa della vaccinazione».

Eppure, uno studio pubblicato su JAMA Pediatrics (una rivista medica mensile sottoposta a revisione paritaria[95], pubblicata

---

[95] https://www.unitn.it/archivio/r/r.unitn.it/it/ateneo/open-access/revisione-e-valutazione-aperta.html

dall'*American Medical Association*) ha rilevato tracce del vaccino mRNA di Pfizer nel latte materno di alcune donne che allattavano.[96] Inoltre, alla voce "conclusioni sulla tossicità" di un'importante "Sintesi sul rapporto di valutazione pubblica per il vaccino Covid-19 Pfizer-BioNtech"[97] condotto dal governo del Regno Unito (datata 16 agosto 2022), troviamo quando segue: «si ritiene che al momento non sia possibile fornire sufficienti rassicurazioni sull'uso sicuro del vaccino nelle donne in gravidanza». Questo dipende dal fatto che «non sono stati condotti studi sullo sviluppo prenatale e postnatale, inclusa la funzione materna» e che «non sono mai stati condotti studi in cui la prole (animali giovani) viene dosata e/o ulteriormente valutata.»

Pfizer non ha mai condotto alcuna sperimentazione clinica sulla prole dei topi ai quali è stato somministrato il vaccino, prima di ottenere l'autorizzazione alla commercializzazione per Uso di emergenza dall'FDA.

---

[96] https://jamanetwork.com/journals/jamapediatrics/fullarticle/2796427
[97] https://www.gov.uk/government/publications/regulatory-approval-of-pfizer-biontech-vaccine-for-covid-19/summary-public-assessment-report-for-pfizerbiontech-covid-19-vaccine?fbclid=PAAaY9C0G6af6t34NxEuS9fSFm752hy7HJSEmmB5GznwBczh2oWvmwukjdUFo

## FDA: differenza tra piena approvazione di un farmaco e Autorizzazione all'Uso d'emergenza.

In questi ultimi anni, sia gli esperti che i governi hanno sottaciuto la sostanziale differenza tra un'approvazione FDA completa e una ottenuta ad Uso di Emergenza (EUA). Eppure, basta visionare poche righe per comprendere come questa distinzione sia fondamentale al fine di ragionare sulla validità delle critiche mosse alla rapida commercializzazione dei sieri per il Covid e la loro potenziale pericolosità per la salute pubblica.

L'FDA ha istituito il suo programma EUA nel 2004 in risposta alle minacce di attacchi bioterroristici, compreso l'antrace. Successivamente, è stato utilizzato per l'H1N1 (la cosiddetta influenza suina), l'ebola, l'influenza aviaria, la sindrome respiratoria mediorientale (MERS) e altre importanti minacce per la salute pubblica. L'autorizzazione all'Uso di Emergenza può essere rivista o revocata dalla FDA in qualsiasi momento in base al cambiamento delle esigenze e i dati disponibili. L'EUA differisce dal processo completo di approvazione dell'FDA – oltre che per la miriade di peculiarità amministrative tra le due opzioni – per ragioni molto più importanti. Una su tutte concerne il fatto che per il vaccino Covid-19 l'FDA abbia richiesto che almeno la metà dei partecipanti alla sperimentazione clinica fosse seguita per un minimo di due mesi dopo la vaccinazione, mentre per la piena approvazione di un farmaco qualsiasi l'agenzia richiede che i partecipanti vengano seguiti per almeno sei mesi. Inoltre, la piena approvazione richiede molti più dati sui processi della sperimentazione e sulle strutture in cui questa avviene, comprese le ispezioni degli impianti di produzione.[98]

**L'obbligo vaccinale in Italia.**

Poco prima dell'inizio della campagna vaccinale, il Presidente del Consiglio Giuseppe Conte rassegna le sue dimissioni e il 13 febbraio 2021 passa la consegna a Mario Draghi (su decisione del Presidente della Repubblica Sergio Mattarella), che si insedia a Palazzo Chigi. Da quel momento in poi la lotta al Covid subisce una fortissima accelerazione.

Infatti, il primo aprile 2021 il DPCM n. 44[99] sancisce l'obbligo di vaccinazione per i lavoratori del settore sanitario che successivamente verrà esteso anche a docenti, militari, forze di polizia e di soccorso pubblico. La mancata vaccinazione prevede la sospensione dall'impiego senza retribuzione.

**Il green pass.**

Il 22 aprile un nuovo DPCM introduce lo strumento del green pass: una certificazione valida per 9 mesi per i vaccinati, 72 ore in caso di

---

[98] https://www.yalemedicine.org/news/what-does-eua-mean#:~:text=Put%20simply%2C%20an%20emergency%20use,during%20a%20public%20health%20emergency.
[99] https://www.gazzettaufficiale.it/eli/id/2021/04/01/21G00056/sg

test antigenico negativo e 48 in caso di tampone molecolare negativo. Il green pass viene istituito allo scopo di permettere ai residenti delle zone rosse e arancioni (quelle che secondo i dati dell'ISS contano il maggior numero di contagi) di muoversi liberamente verso le zone verdi. Nessuno, all'epoca, poteva immaginare che il certificato verde si sarebbe trasformato nel *Digital Covid Certificate* europeo, il cui utilizzo dipenderà dall'app ministeriale IO e che sarebbe stato indispensabile per viaggiare dentro e fuori il territorio nazionale.

A tal proposito, il sito web della Commissione Europea specifica: «se si è stati vaccinati con un vaccino non autorizzato nell'UE, consigliamo di verificare quali vaccini sono accettati dal rispettivo Stato membro prima di mettersi in viaggio». Al momento in cui scrivo la Commissione Europea ha rilasciato sei autorizzazioni all'immissione in commercio condizionate per i vaccini messi a punto da BioNTech/Pfizer, Moderna (entrambi a tecnologia mRNA), AstraZeneca, Johnson & Johnson (a base di adenovirus), Novavax e Valneva (proteici).[100]

---

[100] https://commission.europa.eu/strategy-and-policy/coronavirus-response/safe-covid-19-vaccines-europeans_it

## Il PNRR.

Appena qualche giorno dopo il varo della certificazione verde, Draghi introduce alla Commissione Europea "Italia domani", il suo Piano Nazionale di Ripresa e Resilienza (PNRR) – che si inserisce all'interno del programma *Next Generation EU* (NGEU) – un pacchetto da 750 miliardi di euro, costituito per circa la metà da sovvenzioni, concordato dall'Unione Europea in risposta alla crisi pandemica. La principale componente del programma NGEU è il *Recovery and Resilience Facility* (RRF), che ha una durata di sei anni (dal 2021 al 2026) e una dimensione totale di 672,5 miliardi di euro (312,5 sovvenzioni, i restanti 360 miliardi prestiti a tassi agevolati)[101]. Il totale dei fondi previsti ammonta a di 222,1 miliardi di euro e il piano si sviluppa intorno a tre assi strategici condivisi a livello europeo: digitalizzazione e innovazione, transizione ecologica, inclusione sociale.

Il green pass, dunque, si colloca perfettamente negli accordi tra Italia ed Europa e apre la strada a critiche severe riguardanti il controllo esercitato dallo Stato nei confronti dei cittadini in tema di salute.

Intanto, tra il maggio e il luglio 2021, come accadde l'anno precedente, i luoghi pubblici di ritrovo (centri commerciali, palestre, ristoranti, bar, fiere…) vengono gradualmente riaperti secondo regole prestabilite; al contempo, la polemica che imperversa nel mondo scientifico si sposta da lockdown e mascherine, a un tema

---

[101] https://www.mef.gov.it/focus/Il-Piano-Nazionale-di-Ripresa-e-Resilienza-PNRR/

che sarà destinato a diventare molto caldo: ovvero l'interdizione dei non vaccinati alla vita sociale.

Infatti, sebbene nel maggio 2021 un articolo apparso sulla rivista scientifica Nature avvertisse di come le plasmacellule a vita lunga del midollo osseo (BMPC) si fossero dimostrate una fonte persistente ed essenziale di anticorpi protettivi e che gli individui guariti dal Covid incorressero in un rischio di reinfezione sostanzialmente inferiore rispetto a quelli vaccinati[102], la discriminazione nei confronti degli individui che avevano rifiutato il siero per il Covid non faceva che inasprirsi.


**No-vax e superspreaders.**

Gli impietosi giudizi nei confronti di coloro che saranno definiti dalla stampa "no-vax" (nel settembre 2021 il 20% della popolazione sopra i 12 anni – quasi 10 milioni di individui – non aveva ricevuto neanche una dose dei sieri contro il Covi[103]) vengono via via esacerbati dalla ferma opposizione del governo italiano alla legittima scelta di rifiutare il vaccino.

Celebre è diventata l'affermazione del 21 luglio 2021 del Presidente del Consiglio Draghi, che durante una conferenza stampa ha dichiarato: «Non vaccinarsi è un appello a morire, sostanzialmente.

---

[102] https://www.nature.com/articles/s41586-021-03647-4
[103] https://www.ilsole24ore.com/art/non-vaccinati-quota-10-milioni-ecco-l-identikit-AE1qADg?refresh_ce=1

Non ti vaccini, ti ammali, muori, oppure fai morire. Non ti vaccini ti ammali, contagi: lui, lei muore. Questo è.»[104]

Tuttavia, lo stesso mese sul sito web *Changing America*, Christopher Murray (direttore dell'*Health Metrics and Evaluation Institute* e professore presso l'Università di Washington) afferma che le persone vaccinate stavano contribuendo in maniera significativa a diffondere la variante Delta del virus Covid[105]. I vaccinati erano, in sostanza, potenziali *superspreaders*. E mentre i non vaccinati sono costretti a rinunciare alla vita sociale, i vaccinati riprendono le loro abitudini, seppure i dati dimostrino chiaramente che essi possono ancora essere contagiati e, quindi, contagiare a loro volta.

A sostegno di questa tesi, il 27 luglio 2021, la direttrice del CDC Rochelle P. Walensky (e amministratrice dell'*Agency for Toxic Substances and Disease Registry*) afferma che «il CDC ha aggiornato la sua guida per le persone completamente vaccinate, raccomandando a tutti di indossare una maschera in ambienti pubblici al chiuso in aree di trasmissione sostanziale ed elevata, indipendentemente dallo stato di vaccinazione» e che «l'infezione Delta ha provocato cariche virali SARS-CoV-2 altrettanto elevate nelle persone vaccinate e non vaccinate. Elevate cariche virali suggeriscono un aumento del rischio di trasmissione»[106].

---

104

https://www.youtube.com/watch?v=IpI0TuQPMgs&ab_channel=VistaAgenz iaTelevisivaNazionale

[105] https://thehill.com/changing-america/well-being/longevity/561994-top-health-expert-says-vaccinated-people-are-spreading/

[106] https://www.cdc.gov/media/releases/2021/s0730-mmwr-covid-19.html

A questo punto, tra la gente comune comincia a serpeggiare il sospetto che i sieri contro il Covid possano non essere in grado di mantenere le promesse di efficacia tanto decantate dai produttori e dai governi. Questo dubbio scatena il malcontento soprattutto tra i non vaccinati che, ormai da mesi, si vedono additati come untori e obbligati a pagare di tasca propria ogni due giorni un tampone che gli consenta di recarsi sul luogo di lavoro, utilizzare i mezzi pubblici e garantirsi un minimo di socialità.

**Il sistema VAERS e i primi casi segnalati di miocardite.**

Tuttavia questo sembra non essere l'aspetto più preoccupante della faccenda. Infatti, un rapporto del *Morbidity and Mortality week control* del CDC (pubblicato il 9 luglio 2021) rileva che a fronte delle 296 milioni di dosi di vaccini somministrate sino a quel momento negli USA «il sistema nazionale di segnalazione e monitoraggio degli eventi avversi sui vaccini – *Vaccine Adverse Event Reporting System* (VAERS) – in sei mesi (tra il 29 dicembre 2020 e il 11 giugno 2021) ha ricevuto 1.226 segnalazioni di miocardite dopo la vaccinazione con mRNA» e che «687 riguardavano persone di età inferiore a 30 anni». Inoltre, «tra i 1.094 pazienti con numero di dosi di vaccino ricevute riportate, il 76% si è verificato dopo aver ricevuto la dose 2 di vaccino a mRNA (…) questi casi sono stati segnalati dopo entrambi i vaccini Pfizer e Moderna»[107].

Bisogna dire, per completezza di informazioni, che secondo il *Digital Healthcare Research* dell'*Agency for Healthcare Research and Quality* (a cui fa capo il Dipartimento della salute e dei servizi umani degli Stati Uniti) meno dell'1% degli eventi avversi vengono effettivamente segnalati.[108] Quindi, si deve logicamente supporre che il numero reale di casi di miocardite seguiti alla vaccinazione potrebbe essere significativamente più alto di quello riportato.

Un articolo[109] (in seguito ritirato dall'editore[110]) pubblicato il primo ottobre 2021 su Science Direct, analizza proprio i dati del VAERS in relazione alle segnalazioni di miocardite in seguito alla vaccinazione. Secondo le rilevazioni dei due autori, Jessica Rose

---

107

https://www.cdc.gov/mmwr/volumes/70/wr/mm7027e2.htm?s_cid=mm70 27e2_w

108 https://digital.ahrq.gov/ahrq-funded-projects/electronic-support-public-health-vaccine-adverse-event-reporting-system#:~:text=Adverse%20events%20from%20vaccines%20are,the%20health%20of%20the%20public

109

https://www.sciencedirect.com/science/article/pii/S0146280621002267?via %3dihub

110 In proposito alle motivazioni della rimozione dell'articolo, il dottor McCollough risponde così a una mia email: "Il manoscritto è stato interamente pubblicato attraverso il processo di revisione paritaria – ovvero, una valutazione critica che una pubblicazione riceve da parte di specialisti aventi competenze analoghe a quelle di chi ha prodotto l'opera – e un contratto; il documento, inoltre, è protetto da copyright e citato nella National Library of Medicine (...). L'editore ha ritirato il documento infrangendo l'accordo di pubblicazione, senza avere alcun motivo valido per farlo. A questo punto abbiamo inviato una lettera di intenti per una causa legale e continuiamo a citare il documento come una valida fonte di informazioni".

(*Institute of Pure and Applied Knowledge*[111]) e Peter A. McCullough (*Truth for Health Foundation*[112]), i tassi di miocardite rilevati nei dati VAERS erano significativamente più alti nei giovani di età compresa tra il 13 e i 23 anni. Inoltre, dopo 8 settimane dalla messa in commercio dei vaccini per il Covid, si riscontrava nei volontari della fascia d'età 12-15 un numero di casi di miocardite 19 volte rispetto al normale. Il 67% di tutti i casi si è verificato con BNT162b2, il vaccino di Pfizer. Un dato ancora più allarmante evidenziato dallo studio riguarda il fatto che dalle segnalazioni totali di miocardite, 6 persone sono morte (l'1,1%) e di queste due avevano meno di 20 anni. Secondo gli autori «i prodotti iniettabili Covid-19 (…) hanno un meccanismo d'azione genetico patogeno che causa l'espressione incontrollata della proteina spike di Sars-CoV-2 all'interno delle cellule umane. Questo fatto si combina con la relazione temporale tra l'insorgenza e la segnalazione di eventi avversi, esprimendo la plausibilità biologica di causa ed effetto (…) coerente con le fonti emergenti dei dati clinici».

La scelta di rimuovere l'articolo appare quanto meno sospetta, soprattutto in considerazione di un altro pezzo[113] che concorda con le risultanze rilevate da Rose e McCullough, pubblicato sulla *National Library of Medicine* nel gennaio 2022 e che concerne i casi di miocardite segnalati dopo la vaccinazione Covid-19 mRNA negli Stati Uniti da dicembre 2020 ad agosto 2021. Le conclusioni, infatti,

---

[111] https://ipaknowledge.org/
[112] https://www.truthforhealth.org/
[113] https://pubmed.ncbi.nlm.nih.gov/35076665/

suggeriscono che «sulla base dei rapporti di sorveglianza passiva negli Stati Uniti, il rischio di miocardite dopo aver ricevuto vaccini Covid a base di mRNA è aumentato in più strati di età e sesso ed è stato più alto dopo la seconda dose di vaccinazione negli adolescenti maschi e nei giovani uomini. Questo rischio dovrebbe essere considerato nel contesto dei benefici della vaccinazione».

Le evidenze sopracitate sono state confermate da un rapporto[114] del CDC del 23 giugno 2022 che pone il focus sui dati VAERS e VSD (*Vaccine Safety Datalink*) sulla comparsa di miocardite in seguito alla vaccinazione con mRNA Covid sui bambini dai 5 ai 17 anni al maggio 2022. Le miocarditi diagnosticate sono, infatti, notevolmente aumentate e il 63% di giovani affetti sono stati ricoverati in ospedale. Il report conclude sottolineando che «le informazioni disponibili suggeriscono che la maggior parte delle persone con miocardite dopo la vaccinazione guarisce dalla miocardite entro 90+ giorni».

Tuttavia, non è da sottovalutare il fatto che, in caso di ospedalizzazione, la miocardite necessita di essere trattata come scompenso cardiaco e quindi mediante la somministrazione di farmaci (tra i quali: diuretici, beta bloccanti, ACE-inibitori, sartani, antialdosteronici, sacubitril/valsartan) che, a loro volta, hanno controindicazioni ed effetti collaterali.

---

[114] https://www.cdc.gov/vaccines/acip/meetings/downloads/slides-2022-06-22-23/03-covid-shimabukuro-508.pdf

Anche il New York Times comincia a interessarsi alla vicenda, e in un articolo[115] che non lascia spazio ai fraintendimenti spiega come l'FDA abbia redarguito Pfizer circa l'inadeguata dimensione dei suoi studi pediatrici relativi agli effetti collaterali riguardanti miocardite e pericardite.

È altresì interessante notare come nel *disclaimer* finale del report del CDC venga chiaramente specificato che «i risultati e le conclusioni di questo rapporto sono quelli degli autori e non rappresentano necessariamente la posizione ufficiale dei CDCs o dell'FDA». Ciò significa che quello che le autorità decidono di comunicare al pubblico non debba essere obbligatoriamente conforme alle evidenze scientifiche.

Questo punto è di vitale importanza a sostegno della tesi che questo saggio si propone di dimostrare: ovvero l'esistenza di una profonda discrepanza tra verità scientifiche e verità governative, e come questa discordanza abbia influenzato la scelta dei cittadini di sottoporsi alla vaccinazione per il Covid.


**Restrizioni all'ottenimento del green pass.**

Nonostante la valanga di nuove informazioni che la comunità scientifica ha messo a disposizione delle istituzioni siano interamente in contrasto con tutto ciò che si era precedentemente

---

[115] https://www.nytimes.com/2021/08/25/health/covid-myocarditis-vaccine.html

dato per assodato, il 6 agosto 2021 entra in vigore il decreto-legge n. 105[116] (recante misure urgenti per fronteggiare l'emergenza epidemiologica e per l'esercizio in sicurezza di attività sociali ed economiche) che individua le attività e gli ambiti accessibili solo se in possesso di green pass. La carta verde si potrà ottenere in due modi: con la vaccinazione e i relativi richiami (in questo caso la validità viene ridotta da 9 a 6 mesi), o con esito negativo di tampone molecolare o test antigenico. Le attività e gli ambiti elencati nel decreto sono: i servizi per la ristorazione svolti da qualsiasi esercizio per consumo al tavolo al chiuso; gli spettacoli aperti al pubblico, gli eventi e le competizioni sportive; i musei, gli altri istituti e i luoghi della cultura e mostre; le piscine, i centri natatori, le palestre, gli sport di squadra, i centri benessere (anche all'interno di strutture ricettive), limitatamente alle attività al chiuso; le sagre e le fiere, i convegni e i congressi; i centri termali, i parchi tematici e di divertimento; i centri culturali, sociali e ricreativi, limitatamente alle attività al chiuso e con esclusione dei centri educativi per l'infanzia, i centri estivi e le relative attività di ristorazione; le attività di sale gioco, le sale scommesse, le sale bingo e i casinò; i concorsi pubblici. La norma sarebbe rimasta in vigore sino al 31 marzo 2022.

---

[116] https://www.altalex.com/documents/news/2021/07/23/green-pass-obbligatorio

### Infezione e immunità naturale.

Mentre in Italia – uno degli Stati che nel tentativo di contenere la pandemia ha applicato le norme più stringenti – accade tutto questo, nell'agosto 2021 viene pubblicato un importante studio britannico dell'Università di Oxford[117] (in collaborazione con l'*Office of National Statistics* e con il *Department of Health and Social Care*). I dati rivelano che «due dosi del vaccino (sia Pfizer che AstraZeneca) forniscono lo stesso livello di protezione di chi ha avuto un'infezione naturale da Covid»; inoltre «le persone che erano state vaccinate dopo essere già state infettate dal virus avevano una protezione ancora maggiore rispetto alle persone vaccinate che non avevano mai avuto il Covid-19 prima».

Secondo questo assunto, si può ragionevolmente supporre che una persona sana, non affetta da patologie pregresse gravi che dovesse contrarre il Covid non solo affronterebbe il decorso della malattia senza avere serie ripercussioni sulla salute, ma svilupperebbe degli anticorpi necessari a gli garantirgli una maggiore immunità di quella offerta dal vaccino.

A sostegno di questa tesi, un articolo[118] della *Washington University School of Medicine*, del maggio 2021, afferma che nonostante «avere anticorpi naturali non si traduca automaticamente in una protezione infinita dalla malattia (…), gli studi hanno rilevato che gli anticorpi

---

[117] https://www.ox.ac.uk/news/2021-08-19-vaccines-still-effective-against-delta-variant-concern-says-oxford-led-study-covid-0
[118] https://medicine.wustl.edu/news/good-news-mild-covid-19-induces-lasting-antibody-protection/

persistono a lungo dopo un'infezione». In tal proposito, Ali Ellebedy (professore associato in patologia e immunologia presso l'università di Washington) sostiene che sebbene sia normale che gli anticorpi diminuiscano rapidamente dopo l'infezione, essi non scendono a zero ma si stabilizzano.

Secondo gli studi di Ellebeby «da chiave per capire se la guarigione dal Covid porta a una protezione anticorpale di lunga durata si trova nel midollo osseo». Per scoprire se coloro i quali sono guariti dai sintomi lievi della malattia ospitano le plasmacellule a vita lunga – che producono anticorpi specificamente mirati alla SARS-CoV-2 – Ellebedy ha collaborato con Iskra Pusic e Rachel Presti (professori associati di medicina), e con Jane O'Halloran (assistente professore di medicina) su un progetto per monitorare i livelli di anticorpi nei campioni di sangue e di midollo osseo di soggetti guariti dall'infezione. Il risultato dello studio è stato molto incoraggiante. Le plasmacellule a lunga vita, infatti, rivelarono di saper conservare a lungo (forse addirittura per sempre) le informazioni necessarie a stimolare una risposta immunitaria all'infezione da Covid.

La nuova scoperta aprirà la strada a studi controversi sull'utilizzo del plasma iperimmune. Questo aspetto della vicenda merita il dovuto approfondimento e verrà dunque ripreso più avanti.

Questa cura parrebbe essere un'alternativa ragionevole alla vaccinazione, soprattutto considerando che, arrivati a questo punto, accademici del calibro di Andrew Pollard (direttore dell'*Oxford Vaccine Group*) affermano che non ci sia alcun modo di fermare l'emergere di nuove varianti e dunque di arrestare l'avanzata dei contagi.

Ben prima che tutto questo accadesse, pareri analoghi a quello del dottor Pollard sono stati espressi da migliaia di medici che hanno redatto e sottoscritto quella che verrà ricordata come la prima e più importante presa di posizione che, fin da subito, fornì proposte concrete per affrontare la pandemia da SARS-CoV-2: la *Great Barrington Declaration*[119].


### Great Barrington Declaration e *Focused Protection*.

Il 4 ottobre 2020, prima ancora che venisse scoperto un vaccino in grado di contrastare l'infezione da Covid-19, Martin Kulldorff (professore di medicina presso l'Università di Harvard, biostatistico ed epidemiologo con esperienza nell'individuazione e nel monitoraggio delle epidemie di malattie infettive e nella valutazione della sicurezza dei vaccini), Sunetra Gupta (professore all'Università di Oxford, epidemiologo con esperienza in immunologia, sviluppo di vaccini e modellazione matematica delle malattie infettive) e Jay Bhattacharya (professore della *Stanford University Medical School*, medico, epidemiologo, economista sanitario ed esperto di politica sanitaria pubblica, con particolare attenzione alle malattie infettive e alle popolazioni vulnerabili) avevano redatto e sottoscritto la *Great*

---

[119] https://gbdeclaration.org/dichiarazione-di-great-barrington/

*Barrington Declaration.* All'interno di questo documento, i tre medici scrissero: «siamo molto preoccupati per gli effetti dannosi sulla salute fisica e mentale causati dalle politiche adottate dai governi in materia di Covid-19 e raccomandiamo un approccio che chiamiamo *Focused Protection*».

Nel documento, inoltre, si specifica che le attuali politiche di blocco stanno producendo effetti devastanti sulla salute pubblica, a breve e a lungo periodo. I risultati (solo per citarne alcuni) includono: tassi di vaccinazione infantile più bassi, peggioramento degli esiti delle malattie cardiovascolari, meno screening per il cancro e deterioramento della salute mentale – con la conseguenza che questo porterà negli anni a venire a un aumento della mortalità, con la classe operaia e i membri più giovani della società che ne soffriranno il peso maggiore». Si aggiunge che «con l'aumento dell'immunità nella popolazione, il rischio di infezione per tutti, compresi i più vulnerabili, diminuisce. Sappiamo che tutte le popolazioni alla fine raggiungeranno l'immunità di gregge – cioè il punto in cui il tasso di nuove infezioni diventerà stabile – e che questa immunità può essere aiutata (ma non dipende) da un vaccino. Il nostro obiettivo dovrebbe quindi essere quello di ridurre al minimo la mortalità e i danni sociali fino a raggiungere l'immunità di gregge».

L'immunità di gregge consente un «approccio più umano, che bilancia i rischi e i benefici» e che «permette a coloro che sono a minimo rischio di morte di vivere normalmente la loro vita per costruire l'immunità al virus attraverso l'infezione naturale, proteggendo al meglio coloro che sono a più alto rischio».

La strategia della *Focused Protection* concerne, infatti, «l'adozione di misure per proteggere le persone vulnerabili» fatto che «dovrebbe essere l'obiettivo centrale delle risposte di salute pubblica al Covid».

A questa definizione seguono una serie di suggerimenti concreti su come attuare questo tipo di risposta all'infezione che nessun governo ha preso minimamente in considerazione.

Dunque possiamo supporre che esistesse fin dal principio la possibilità di adottare un approccio alternativo alla vaccinazione di massa, ma che la popolazione ne fosse stata tenuta all'oscuro.

Questo è il motivo principale per il quale, quando il vaccino è stato commercializzato, i cittadini lo hanno considerato l'unico modo – così come suggerito risolutamente e inequivocabilmente dai governi – per scongiurare la morte, la privazione della libertà individuale e una catastrofe economica di proporzioni inimmaginabili.

Al momento in cui scrivo, la Dichiarazione di Great Barrington ha raggiunto quasi un milione di adesioni, delle quali 16.027 medici e scienziati che operano nella sanità pubblica, 47.428 di praticanti di medicina e 872.576 di cittadini preoccuparti per la gestione della pandemia.[120]

Come si può facilmente comprendere, dati i numerosi dubbi sulla gestione della pandemia, il primo grande sforzo istituzionale ha riguardato proprio il rassicurare i cittadini circa l'efficacia dei nuovi

---

[120] https://gbdeclaration.org/view-signatures/

sieri; questo perché, come specificato in un articolo di Science Direct, secondo l'ufficio brevetti statunitense la risposta immunitaria prodotta da un vaccino non può riguardare il mero stimolo del sistema immunitario, ma la sua azione deve necessariamente essere protettiva.

Eppure, mentre i governi ostentano la granitica certezza in merito alla sicurezza e all'efficacia dei vaccini, nel settembre 2021 il Newsweek[121] pubblica la notizia che gli obblighi vaccinali imposti alla popolazione americana dall'amministrazione Biden non verranno applicati ai membri del congresso e a coloro i quali lavorino per esso e neanche a chi lavora per il sistema giudiziario federale.

## L'FDA autorizza l'Uso d'emergenza del vaccino nei bambini di età >5 anni.

Forte del supporto delle istituzioni e delle organizzazioni di tutto il mondo, il 27 luglio 2021 la casa farmaceutica Moderna annuncia l'ampliamento della sperimentazione del suo siero nei bambini di età inferiore ai 12 anni; ma solamente 2 mesi dopo Pfizer la batte sul tempo e dichiara pubblicamente che i risultati degli studi clinici di fase 2 e 3 mostrano che il suo siero è sicuro per bambini tra 5 e 11

---

[121] https://www.newsweek.com/members-congress-staff-exempt-biden-covid-vaccine-mandate-1627859

anni.[122] Seppure lo studio di Pfizer riguardi appena 2.268 bambini[123] un mese dopo l'FDA autorizza con procedura EUA il vaccino per i bambini fino ai 5 anni.[124]

I dati raccolti dall'ISS[125], tuttavia, mostrano chiaramente che in Italia fino ad ottobre 2021 la letalità del Covid nei bambini tra 0 e 9 anni era stata pari allo 0,01%. Su 275.793 contagiati in questa fascia di età, solamente 15 erano deceduti a causa del Covid (0,005%).

È proprio a questo punto della storia che dobbiamo approfondire le opinioni del mondo accademico in merito al rapporto tra rischi e benefici della vaccinazione infantile.

Un articolo[126] del 16 luglio 2021 apparso su Science Direct (in seguito ritirato dall'editore) spiega, dati alla mano, che «i decessi post inoculazione del vaccino nei bambini non sono trascurabili». Tra l'altro «gli studi clinici per queste inoculazioni sono a brevissimo termine, riguardano campioni non rappresentativi della popolazione e per bambini e adolescenti hanno scarso potere predittivo a causa delle loro piccole dimensioni». Il motivo del ritiro dell'articolo da parte dell'editore risiede nel fatto che «l'uso del termine "inoculazione" è ritenuto divergente dall'uso comune e non è quindi

---

[122] https://www.ilsole24ore.com/art/pfizer-biontechvaccino-anti-covid-sicuro-bambini-5-e-11-anni-AE69O6j
[123] https://www.pfizer.com/news/press-release/press-release-detail/pfizer-and-biontech-announce-positive-topline-results
[124] https://www.ilsole24ore.com/art/coronavirus-oggi-vaccini-calano-prime-dosi-387percento-una-settimana-AEEiFMt
[125] https://www.epicentro.iss.it/coronavirus/bollettino/Bollettino-sorveglianza-integrata-COVID-19_20-ottobre-2021.pdf
[126] https://www.sciencedirect.com/science/article/pii/S221475002100161X

corretto e che, dunque, questo sarebbe indicativo di una chiara evidenza di parzialità.

Questo fatto sconcertante ci fornisce l'esatta percezione di come quando si parla di vaccini Covid siano proprio le pretese di imparzialità da parte di taluni soggetti a minare pericolosamente l'autorevolezza delle evidenze scientifiche.

## Legittimità del green pass base obbligatorio per i lavoratori italiani.

L'obbligo di green pass base per tutti i lavoratori, pubblici e privati viene introdotto dal decreto legge n. 127/2021 ed è in vigore a partite dal 15 ottobre 2021 fino al 30 aprile 2022.

Nel frattempo, la legittimità delle misure di contenimento intraprese dai governi vengono messe in discussione sul piano giuridico in diversi Stati. La *South African Human Rights Commission*, per esempio, ha dichiarato che le aziende private non possono forzare i dipendenti a vaccinarsi, mentre la *European Court of Human Rights* (rispondendo a un'interrogazione parlamentare dell'eurodeputata italiana Rosa D'Amato[127] del 15 ottobre 2021) afferma che «gli Stati membri possono utilizzare il certificato Covid digitale dell'UE per scopi nazionali a patto di fornirgli una base giuridica (…)» e che «spetta agli Stati membri garantire che i diritti fondamentali siano

---

[127] https://www.europarl.europa.eu/doceo/document/E-9-2021-004702_EN.html

effettivamente rispettati e tutelati conformemente al loro diritto nazionale e agli obblighi internazionali in materia di diritti umani»[128]. In molti hanno inteso questa risposta come un via libera al green pass, ma in realtà appare evidente che in quelle poche righe la Commissione Europea abbia reso chiaro come il rispetto dei diritti del cittadino sia una faccenda che riguarda la sovranità nazionale. Sì, perché a dispetto dei numerosi trattati dell'UE, sottoscritti dagli Stati membri, esiste un solo ente preposto a dirimere le dispute relative alle questioni relative ai diritti umani: la Corte europea dei diritti dell'uomo. Quindi, purtroppo, le interpellanze parlamentari hanno come unico scopo quello di accendere i riflettori su una particolare questione, ma non la risolvono in termini legislativi. Tuttavia, è improprio sostenere che una corte preposta abbia definito lo strumento del green pass, così come prescritto dal governo Italiano, legittimo.

Di fatto è stata la necessità di possedere la certificazione verde ad aver spinto centinaia di migliaia di lavoratori a vaccinarsi, pur di non doversi sottoporre ogni 48 ore a un test che dimostrasse la propria negatività al virus (cosa che avrebbe comportato una spesa mensile di circa 200 euro).

Inoltre, seppure non sia mai esistito in Italia un obbligo vaccinale formale, la mancanza di un green pass valido ha impedito ai cittadini che si sono rifiutati di ricevere la somministrazione del siero di continuare a lavorare e, di conseguenza, di percepire uno stipendio.

---

[128] https://www.europarl.europa.eu/doceo/document/E-9-2021-004702-ASW_EN.html

## Problemi di integrità dei dati nella sperimentazione del vaccino di Pfizer.

Il 2 novembre 2021, sul British Medical Journal viene pubblicato un rapporto[129] del giornalista investigativo Paul D. Thacker che rivela le cattive pratiche (tra le quali: dati falsi, studi in cieco fallimentari, vaccinatori scarsamente addestrati e un lento follow-up delle reazioni avverse) messe in atto da una società di ricerca a contratto – Ventavia Research Group – incaricata di a portare a termine la fase fondamentale della sperimentazione del vaccino Comirnaty-19 di Pfizer, sollevando interrogativi sull'integrità dei dati e sulla supervisione normativa. Brook Jackson, che per due settimane fu direttore generale della compagnia, ha fornito al BMJ dozzine di documenti aziendali interni, foto, registrazioni audio ed email a sostegno delle sue preoccupazioni. Jackson sostiene di aver informato i suoi superiori della pessima gestione del laboratorio, dei problemi di sicurezza dei pazienti e dei dubbi relativi integrità dei dati, tuttavia non venne adottato alcun provvedimento.

Vedremo più avanti, nel dettaglio, l'importanza di questo rapporto in un altro pezzo pubblicato esattamente un anno dopo.

---

129

https://www.bmj.com/content/375/bmj.n2635?utm_source=twitter&utm_medium=social&utm_term=hootsuite&utm_content=sme&utm_campaign=usage&fbclid=PAAaZrFFN6ucuJwAAdeK0N9tteOWXCaOcCQiFCoKDvH0sZGCtR6NPAOs22SJw

## Il Decreto capienze e la perdita di poteri del Garante della Privacy.

Perseguendo la linea dura nella lotta al virus, il 3 dicembre 2021 il governo Draghi promulga il DPCM n. 205 (meglio noto come Decreto capienze) allo scopo di regolare l'accesso dei cittadini alle attività culturali, sportive e ricreative. Modificato nel n. 139/2021[130], l'art. 9 (riguardante la protezione dei dati personali) sancisce il diritto della pubblica amministrazione di trattare i dati personali concernenti la salute dei cittadini al fine di eseguire compiti di interesse pubblico. Inoltre, il decreto ha introdotto la possibilità per il Ministero della Salute di trattare anche i dati personali non relativi alla salute (per esempio l'accesso ai dati dell'ISTAT e dell'Agenzia delle Entrate) necessari a garantire l'effettivo perseguimento delle finalità in termini di capienze e l'attuazione del corrispondente intervento necessario a realizzare il PNRR. Non solo, il decreto abroga anche il 2-*quinquesdecies*[131] del Codice della privacy, che prevedeva la possibilità per il Garante di adottare d'ufficio provvedimenti di carattere generale riguardo le misure di sicurezza ai trattamenti di rischio elevato, svolti per l'esecuzione di un compito di interesse pubblico.

In sostanza, da questo momento in poi gli enti governativi potranno mettere mano ad una miriade di informazioni riguardanti ogni

---

[130] https://temi.camera.it/leg18/temi/d-l-139-2021.html#:~:text=139%20del%202021%2C%20gi%C3%A0%20approvato,di%20protezione%20dei%20dati%20personali.
[131] https://www.altalex.com/documents/codici-altalex/2014/02/10/codice-della-privacy

singolo individuo e l'unica autorità amministrativa indipendente a protezione dei dati privati dei cittadini viene, di fatto, depotenziata in ragione del pubblico interesse (che in questo caso specifico riguarda il contenimento della pandemia).

Il diritto alla privacy dei cittadini viene sacrificato per ottenere dall'UE i tanto agognati fondi (191,5 miliardi di euro) preventivati nel PNRR che, nel frattempo, è stato integrato dal Piano nazionale per gli investimenti complementari[132].


**Efficacia dei richiami vaccinali: uno studio israeliano.**

Questa decisione condurrà ad una data importante.

L'8 gennaio 2022, infatti, il DPCM n. 1 del 7 gennaio 2022, sancirà che dal 15 febbraio la somministrazione del vaccino sarà obbligatoria per tutti i cittadini (lavoratori e non) sopra i 50 anni d'età[133] (la mancata vaccinazione comporterà il pagamento di una multa di 100 euro, emessa dall'Agenzia delle Entrate).

Quello stesso mese il governo italiano autorizzerà un'ulteriore dose di richiamo (la terza) a soli 4 mesi dall'ultima inoculazione, a riprova del fatto che un forte dubbio circa la durata dell'efficacia dell'immunità del siero serpeggi tra le istituzioni.

---

[132] https://www.italiadomani.gov.it/content/sogei-ng/it/it/home.html
[133]
https://www.salute.gov.it/portale/news/p3_2_1_1_1.jsp?lingua=italiano&menu=notizie&p=dalministero&id=5754

Tra le altre cose, l'obbligo vaccinale (seppur limitato ad alcune categorie) è in contrasto con il terzo principio della bioetica[134], che impone l'assenza di vincoli che limitino la libertà altrui[135].

Non è da sottovalutare il fatto che ben due mesi prima la decisione di Draghi, uno studio israeliano[136] pubblicato sul British Medical Journal il 2 novembre 2021, osservando i numerosi dati a disposizione (lo Stato di Israele, infatti, era stato il primo a effettuare i richiami vaccinali sulla popolazione), ha concluso che «in questa vasta popolazione di adulti testati per SARS-CoV-2 (248.238 individui) mediante RT-PCR dopo due dosi di vaccino mRNA BNT162b2, è stato osservato un graduale aumento del rischio di infezione per le persone che hanno ricevuto la seconda dose di vaccino dopo almeno 90 giorni».

---

[134] https://www.sciencedirect.com/science/article/abs/pii/S2352552517300798

[135] I quattro principi dell'etica biomedica sono stabiliti da Beauchamp e Childress nel loro testo canonico, *I principi dell'etica biomedica* (1979).

[136] https://www.bmj.com/content/375/bmj-2021-067873?fbclid=PAAaakGu0NDPoI3joBNblPU7jVMWqy2UMyOYwIAyDRLzFPxMjlYFa1QNlacR0

**Reinfezione da Covid: uno studio qatariota.**

Sempre nel mese di novembre 2021, la CNN dà notizia[137] di uno studio[138] effettuato in Qatar e pubblicato sul New England Journal of Medicine che rivela come su 353.326 persone che avevano contratto il Covid, le reinfezioni fossero state rare e i sintomi lievi. Inoltre, «la prima ondata di contagi in Qatar si è verificata tra marzo e giugno del 2020» (quindi prima dell'avvento del vaccino) e che «alla fine, circa il 40% della popolazione aveva anticorpi rilevabili contro il Covid-19».

Questo dimostra la validità della teoria dell'immunità di gregge della quale avevano parlato fin dall'inizio Kulldorff, Gupta e Bhattacharya nella *Great Barrington Declaration*.

Viene, dunque, spontaneo domandarsi perché mentre tutti in tv, sulla stampa e dalle aule del potere invitano i cittadini ad affidarsi alla scienza, il governo non prenda le sue decisioni in merito basandosi sulle nuove risultanze scientifiche.

---

[137] https://edition.cnn.com/2021/11/24/health/covid-19-reinfection-is-rare-severe-disease-rarer/index.html
[138] https://www.nejm.org/doi/full/10.1056/NEJMc2108120

**Alterazioni post inoculazione nell'espressione genica: uno studio cinese.**

Parlando di sicurezza dei vaccini per il Covid, non si può non citare un complesso studio cinese[139] apparso nell'ottobre 2021 sulla National Library of Medicine, le cui conclusioni sono a dir poco sconcertanti. Pare che «il sequenziamento dell'mRNA a cellula singola (scRNA-seq) delle cellule mononucleate del sangue periferico (PBMC) prima e 28 giorni dopo la prima inoculazione, ha rivelato alterazioni consistenti nell'espressione genica di molti diversi tipi di cellule immunitarie». Inoltre «si raccomanda ulteriore cautela quando si vaccinano persone con condizioni cliniche preesistenti, tra cui diabete, squilibri elettrolitici, disfunzione renale e disturbi della coagulazione».

Ancora una volta, la teoria secondo la quale i soggetti fragili o vulnerabili (ovvero gli anziani e gli affetti da patologie gravi) necessitino maggiormente del vaccino (sono stati, infatti, i primi a ricevere l'inoculazione all'inizio della campagna vaccinale) si rivela fallace se confrontata alle evidenze scientifiche.

---

[139] https://pubmed.ncbi.nlm.nih.gov/34697287/

**Il green pass rafforzato.**

Mentre l'anno 2021 volge al termine, con il DPCM n°172[140] (in vigore dal 6 dicembre 2021) il governo italiano decide di inasprire ulteriormente le misure di contenimento del Covid, creando la distinzione tra green pass rafforzato (valido per 9 mesi e rilasciato solamente alle persone vaccinate con richiamo, o guarite dal virus) e green pass base (ottenibile sottoponendosi a un tampone molecolare valido per 72 ore, o antigenico, valido per 48 ore). La differenza sostanziale tra i due certificati consiste nel fatto che per chi possiede una certificazione verde base rimangono in vigore le restrizioni previste nelle zone rosse anche nelle zone bianche. Il green pass rafforzato è necessario: per utilizzare i mezzi di trasporto a lunga percorrenza e locali; per accedere a bar e ristoranti al chiuso, strutture ricettive e alberghi, piscine, palestre, impianti termali e sciistici, musei, mostre, sagre, fiere, centri congressi, parchi tematici, centri culturali, sociali e ricreativi al chiuso e all'aperto, sale gioco, cinema e teatri; e, infine, per partecipare a sport di squadra al chiuso e all'aperto[141].

Secondo il ministro per la Pubblica Amministrazione Renato Brunetta il green pass rafforzato ha lo scopo di premiare gli italiani

---

[140] https://www.gazzettaufficiale.it/eli/id/2021/11/26/21G00211/sg
[141] https://www.funzionepubblica.gov.it/articolo/ministro/26-11-2021/covid-dall%E2%80%99estensione-obbligo-vaccinale-al-super-green-pass-le-nuove

che hanno conseguito la vaccinazione[142]. Tuttavia, vale la pena di ricordare che mentre i vaccinati venivano ricompensati con la possibilità di riappropriarsi della propria vita sociale, ai non vaccinati sprovvisti anche solo di un green pass base viene consentito di recarsi nei pubblici uffici solamente per denunciare atti di violenza privata e abusi ai danni dei bambini. Senza un tampone negativo del costo di 15 euro, infatti, un cittadino non vaccinato è impossibilitato persino a rinnovare la carta d'identità e a denunciare lo smarrimento dei documenti.

---

[142] https://www.ilfoglio.it/politica/2021/11/25/news/nasce-il-super-green-pass-l-oscar-del-vaccinato-brunetta-il-premio-per-chi-ha-scelto-la-scienza--3403168/

# Anno 2022: le pubblicazioni scientifiche

**Proteste contro il green pass e restrizioni per cortei e sit-in.**

Il malcontento per le ultime decisioni di Draghi in materia di contenimento della pandemia conseguì, già nel 2021, in numerose proteste nelle maggiori piazze italiane.

Nell'ottobre di quell'anno cinquemila portuali avevano manifestato contro l'obbligo di green pass sul post di lavoro. In seguito, Stefano Puzzer che era a capo del sindacato autonomo che ha organizzato la mobilitazione venne licenziato per giusta causa dall'Agenzia per il lavoro portuale di Trieste perché, per protesta, si era rifiutato di riprendere a lavorare seppur guarito dal Covid e dunque in possesso di green pass.

Conseguentemente, nel novembre 2021 il ministro Lamorgese diramò una Direttiva per lo svolgimento di manifestazioni di protesta contro le misure sanitarie, che stabiliva restrizioni per cortei e sit-in[143]. Pur apparendo ad alcuni come un chiaro tentativo di contenere il dissenso popolare, la ragione ufficiale di quella decisione fu che «in occasione di tali manifestazioni, si riscontra frequentemente un significativo livello di inosservanza delle disposizioni di prevenzione del contagio, concernenti il divieto di assembramenti, il rispetto del distanziamento fisico e l'uso dei

---

[143] https://www.interno.gov.it/sites/default/files/2021-11/direttiva_del_ministro_10-11-2021.pdf

dispositivi di protezione delle vie respiratorie, con potenziale pericolo di incremento dei contagi e, dunque, per la salute dei cittadini».

Va pur detto, in tal proposito, che le varie manifestazioni per la pace[144], seguite all'occupazione Russa di alcuni territori dell'Ucraina (cominciata il 24 febbraio 2022) e alle quali partecipano decine di migliaia di persone in tutta Italia, si svolgono nel totale sprezzo delle norme di contenimento della pandemia ancora in vigore, senza che il governo e le forze di polizia intervengano per ristabilire l'ordine.

Nella notte del 27 gennaio 2022 il gruppo Studenti No green pass ha occupato l'Aula Magna del rettorato dell'Università di Torino. Per tutta risposta la Digos e i Carabinieri sono intervenuti per impedire l'accesso al rettorato e, durante un blitz all'alba, hanno sgomberato tutto l'edificio. Questo evento ha fatto temere che potessero verificarsi nuovamente i terribili fatti accaduti nel 2001 alla scuola Diaz quando, al termine delle tre giornate del vertice G8 di Genova, 93 persone inermi vennero massacrate di botte dalle forze di polizia intervenute sul posto.

Nel silenzio generale dei mass media italiani, viene meno la storica certezza degli studenti di poter esprimere liberamente il proprio dissenso, deprivati com'erano dall'egida degli atenei.

---

[144] https://www.milanotoday.it/attualita/manifestazione-guerra-ucraina-26-febbraio-2022-.html

**FOIA: la richiesta di rilascio dei documenti in possesso dell'FDA relativi alla sperimentazione clinica del Comirnaty di Pfizer.**

Il 15 novembre 2021 un gruppo di oltre 30 professori e scienziati di università tra le quali Yale, Harvard, UCLA e Brown (membri del *Public Health and Medical Professionals for Transparency*) aveva presentato istanza[145] presso un tribunale del Texas per ottenere che l'FDA accelerasse il rilascio della documentazione sui vaccini di Pfizer in loro possesso, già richiesti attraverso l'uso del *Freedom Act Information* (FOIA)[146].

A quella prima richiesta, l'FDA aveva risposto che, a causa della carenza di personale del suo ufficio FOIA, sarebbero riusciti a consegnare solamente 500 pagine di documenti al mese, delle 329.000 totali; questo avrebbe comportato un'attesa di decine di anni prima di poter ottenere tutto il materiale e, dunque, renderlo pubblico[147].

---

[145]
https://fingfx.thomsonreuters.com/gfx/legaldocs/egvbkaeggpq/vaccine%20foia%20status%20report.pdf

[146] Il FOIA è una normativa diffusa in oltre cento Paesi che garantisce a chiunque il diritto di accesso a informazioni detenute dalle pubbliche amministrazioni.

[147] https://www.reuters.com/legal/government/wait-what-fda-wants-55-years-process-foia-request-over-vaccine-data-2021-11-18/

## La sentenza *Public Health and Medical Professionals for Transparency v. Food and Drug Administration.*

Il 6 gennaio 2022 la sentenza[148] del tribunale accoglie la richiesta del ricorrente e il giudice ordina all'FDA di consegnare 55.000 pagine (12.000 documenti[149]) al mese. Finalmente, medici e cittadini possono cominciare consultare i dati relativi alla sperimentazione clinica che Pfizer aveva consegnato all'FDA per ottenere l'autorizzazione all'Uso d'Emergenza del Comirnaty.

In seguito alla pubblicazione dei documenti, Zach Zalewski (specialista di strategia normativa presso *Avalere Health*, una società di consulenza aziendale nel settore sanitario con sede a Washington) afferma che molti di essi «potrebbero non essere rilevanti per un'analisi complessiva della sicurezza e dell'efficacia del vaccino»[150]. A questo punto, l'FDA decide di pubblicare sul suo sito web una sintesi[151] stringata dei dati fornitigli da Pfizer.

Secondo questo compendio «l'autorizzazione all'Uso di Emergenza (EUA) per il vaccino Pfizer-BioNTech Covid-19 per individui di età pari o superiore a 16 anni si è basata sui dati di sicurezza ed efficacia di uno studio clinico randomizzato[152] in corso su circa 18.000

---

148

https://fingfx.thomsonreuters.com/gfx/legaldocs/gdvzykdllpw/Pittman%20FOIA%20Order.pdf

[149] https://phmpt.org/pfizers-documents/

[150] https://www.medpagetoday.com/special-reports/exclusives/97544

[151] https://www.fda.gov/vaccines-blood-biologics/qa-comirnaty-covid-19-vaccine-mrna

[152] Gli studi clinici controllati randomizzati sono studi sperimentali che permettono di valutare l'efficacia di uno specifico trattamento in una determinata popolazione.

individui che hanno ricevuto il vaccino e circa 18.000 che hanno ricevuto un placebo (36.000 soggetti in totale)» e che «il vaccino è stato efficace al 95%». Inoltre, «la durata del follow-up[153] sulla sicurezza per i partecipanti è stata di due mesi dopo aver ricevuto la seconda dose».

## Affidabilità relativa alle valutazioni svolte dall'FDA: un'indagine di Maryanne Demasi.

Nonostante le rassicurazioni dell'FDA, già nel novembre 2021 erano emerse alcune criticità rispetto alla conduzione della sperimentazione sul vaccino svolta da Pfizer[154].

Un'altra indagine[155] di Maryanne Demasi, pubblicata sul Brithis Medical Journal il 16 novembre 2022, riferisce nuovamente a Brook Jackson, dipendente presso il *Ventavia Research Group* (una società con sede in Texas che conduce studi clinici sul vaccino Pfizer). Nel settembre 2020, l'uomo aveva inoltrato un reclamo[156] all'FDA per segnalare problemi in tre siti di sperimentazione che stava visionando. Le criticità principali segnalate da Jackson riguardavano: dati falsificati, pazienti informati circa il trattamento che stavano

---

[153] Il termine inglese *follow-up* indica una fase di controllo continuo o periodico e programmato, utilizzato in campo sanitario.
[154] Vedi al paragrafo 'Problemi di integrità dei dati nella sperimentazione del vaccino di Pfizer'.
[155] https://www.bmj.com/content/379/bmj.o2628
[156] È da segnalare che in seguito al suo reclamo, Brook Jackson firmò con Pfizer un accordo di non divulgazione.

ricevendo – cosa che mina la validità degli studi clinici in cieco[157] –
e vaccinatori non adeguatamente formati, che erano stati lenti nel
seguire il sopravvenire e il decorso degli eventi avversi. Il BMJ ha
inoltre appreso che solo 9 dei 153 siti di sperimentazione di Pfizer
erano stati sottoposti a ispezione dall'FDA prima di autorizzare il
vaccino per il Covid.

A testimonianza della storica mancanza di un'adeguata supervisione
dell'FDA, un rapporto del 2007 del *Department of Health and Human
Services' Office* rilevò che l'agenzia aveva verificato meno dell'1% dei
siti di sperimentazione clinica degli Stati Uniti tra il 2000 e il 2005,
ed è stato molto critico nei confronti nei suoi confronti, in quanto
essa non disponeva di un banca dati dei siti operativi di
sperimentazione clinica. In risposta al rapporto, l'FDA affermò di
aver creato una task force dedicata a sviluppare ulteriormente nuove
normative e linee guida per migliorare la conduzione delle
sperimentazioni cliniche e migliorare la protezione delle persone che
vi partecipano. Tuttavia, quando il BMJ ha chiesto di intervistare un
membro di questa task force l'FDA ha negato il suo consenso.

Nel 2015, Charles Seife (professore di giornalismo alla *New York
University*) condusse un'analisi degli studi clinici pubblicati dall'FDA

---

[157] Studio in cui si evita la possibilità di identificare se una persona sta
ricevendo un trattamento sperimentale o meno. Gli studi in cieco si
suddividono in: singolo cieco, quando soltanto un gruppo (per esempio solo
i partecipanti o solo gli sperimentatori) non conosce a quale tipo di
trattamento è stato assegnato; doppio cieco, se sia gli sperimentatori sia i
partecipanti non conoscono il tipo di trattamento assegnato; triplo cieco, se
né gli sperimentatori, né i partecipanti né coloro che valutano i risultati (per
esempio li elaborano statisticamente) conoscono il tipo di trattamento
assegnato.

tra il 1998 e il 2013 e trovò prove significative di pratiche discutibili. Ad esempio, 7 su un totale di 57 studi clinici pubblicati presentava diversi problemi: il 39% aveva falsificazioni o inoltri di informazioni false; il 25% aveva problemi con la segnalazione di eventi avversi; il 74% violava il protocollo; il 61% archiviava registrazioni dati inadeguate o imprecise; e il 53% non è riuscito a proteggere la sicurezza dei pazienti o ha avuto problemi con la supervisione o il consenso informato. Inoltre, solo il 4% degli studi che avevano riscontrato violazioni significative sono stati menzionati nelle pubblicazioni delle riviste scientifiche.

Per quanto riguarda gli ispettori incaricati di supervisionare i siti di sperimentazione delle case farmaceutiche, emerse che l'FDA aveva da sempre difficolta a reclutare personale e che gli ispettori cambiassero molto spesso, causando così la necessaria mancanza di continuità al lavoro d'indagine dell'agenzia. I risultati delle ispezioni, inseriti in un database che risultava incompleto, non venivano divulgati in modo proattivo. Spesso, infatti, quando l'FDA aveva inoltrato un severo avvertimento a un sito che partecipava a uno studio clinico pubblicato, non si era premurata di notificarlo alle riviste scientifiche che seguivano la sperimentazione.

David Gortler (farmacologo che aveva lavorato come revisore medico dell'FDA tra il 2007 e il 2011, poi nominato consulente senior dal 2019 al 2021) nel 2021 accusò l'agenzia di mettere in serio pericolo la salute pubblica. Gortler, nello specifico, contestò all'FDA la mancanza di piena trasparenza e di condivisione dei dati, lacune che non consentirebbero ai medici e agli scienziati di confermare i dati in modo indipendente e di effettuare valutazioni complete del rapporto tra rischi e benefici[158].

L'articolo di Demasi si conclude informando che fu solamente nel 2004 (in seguito all'approvazione dell'FDA del nuovo antibiotico Ketek di Sanofi-Aventis a base di telitromicina che causò centinaia di eventi avversi gravi e dozzine di decessi) che, in seguito a due udienze del Congresso, l'agenzia diede il via alla riforma dei suoi processi di gestione.

In Italia, le ispezioni dei siti di sperimentazione (eseguite con ispettori europei e/o di Paesi terzi anche nell'ambito del PICs, (*Pharmaceutical Inspection Cooperation Scheme*)[159] sono conformi al *Good Clinical Practice* (GCP), uno standard internazionale di qualità etica e scientifica per la progettazione, la registrazione e la segnalazione di studi che prevedono la partecipazione di soggetti umani. Nel 2021, 24 ispezioni su 57 si svolsero da remoto a causa della pandemia[160].

---

[158] https://www.forbes.com/sites/davidgortler/2021/08/24/how-the-fdas-lack-of-transparency-undermines-public-trust/?sh=233774f913ba
[159] https://www.aifa.gov.it/ispezioni-di-buona-pratica-clinica
[160] https://www.aifa.gov.it/documents/20142/1786663/Rapporto_AIFA_2022.pdf

**L'efficacia del vaccino.**

Torniamo alla sintesi[161] dell'FDA. A quanto riportato, il follow-up dello studio clinico in merito all'efficacia del vaccino ha evidenziato un'immunità pari al 91%; tuttavia questa percentuale riguarda solamente i 7 giorni successivi alla dose di richiamo (seconda dose). In tal proposito, l'FDA sottolinea che «non sono ancora disponibili dati per informare sulla durata della protezione che il vaccino fornirà».

Il 22 luglio 2021 il Ministero della Salute israeliano afferma che due dosi del vaccino di Pfizer sono efficaci solo al 40% nell'arrestare la trasmissione del virus[162]. Inoltre, pare sia emerso che l'immunità acquisita in seguito alla guarigione dal Covid possa essere più forte di quella fornita dal siero.

Il 23 settembre 2021, il quotidiano irlandese Irish Examiner riferì che il 99,7% dei cittadini di Waterford era vaccinato e che tutti hanno ricevuto i richiami disponibili[163]. Neanche un mese dopo, il quotidiano locale Waterford News & Star informò che la cittadina aveva la più alta incidenza di contagi da Covid di tutta l'Irlanda[164].

Uno studio[165] pubblicato sulla National Library of Medicine il 7 dicembre 2022, dopo due anni di campagna vaccinale, conclude che

---

[161] https://www.fda.gov/vaccines-blood-biologics/qa-comirnaty-covid-19-vaccine-mrna
[162] https://www.timesofisrael.com/liveblog_entry/health-ministry-says-covid-vaccine-is-only-40-effective-at-halting-transmission/
[163] https://www.irishexaminer.com/news/arid-40704104.html
[164] https://waterford-news.ie/2021/10/11/waterford-now-has-highest-incidence-of-covid-in-ireland/
[165] https://pubmed.ncbi.nlm.nih.gov/36473651/

«rispetto al placebo, la maggior parte dei vaccini (…) probabilmente riduce la percentuale di partecipanti con Covid-19 sintomatico confermato e vi sono prove che alcuni di questi vaccini riducono la malattia grave o critica. Tuttavia, probabilmente c'è poca o nessuna differenza tra la maggior parte dei vaccini e il placebo per eventi avversi gravi».

Uno studio[166] effettuato sulla popolazione di Hong Kong, pubblicato su The Lancet il 15 luglio 2022, ha stimato che «tre dosi recenti del vaccino di Pfizer effettuate mediamente entro 44 giorni dall'insorgenza dei sintomi hanno offerto una protezione molto elevata contro la malattia grave (97,9%)».

Il punto, d'altronde, è proprio questo: se la copertura vaccinale massima dura poco più di un mese, significa che gli individui dovranno continuamente fare ricorso a dosi di richiamo e questo ci riporta alla questione fondamentale, che riguarda il rapporto tra rischi e benefici di un farmaco. Considerando che i vaccini per il Covid non sono stati testati con una sperimentazione clinica a lungo termine, non è possibile sapere in quali rischi incorrono le persone che continuano a ricevere dosi di richiamo. La scienza, in questo caso, può solamente continuare a monitorare la popolazione vaccinata per capire quali eventi aventi avversi e di che gravità si presenteranno in futuro.

Eppure, nonostante le incertezze siano scritte scritto nero su bianco, chiunque abbia avanzato dubbi circa l'efficacia dell'immunità del

---

[166] https://www.thelancet.com/journals/laninf/article/PIIS1473-3099(22)00345-0/fulltext#seccestitle130

siero è stato ridicolizzato dai mass media, dai medici che per due anni hanno tenuto banco nei più disparati programmi tv, dalla maggioranza dei politici e, ovviamente, dall'opinione pubblica.


## La sicurezza del vaccino.

Per quanto riguarda la sicurezza del siero, l'FDA scrive nel suo report che i suoi esperti hanno «condotto una rigorosa valutazione dei dati di sorveglianza sulla sicurezza post-autorizzazione relativi a miocardite e pericardite in seguito alla somministrazione del vaccino di Pfizer-BioNTech» e che questa «ha stabilito che i dati dimostrano un aumento dei rischi, in particolare entro i sette giorni successivi alla seconda dose».

Nello specifico, l'FDA afferma che «i dati di sorveglianza del follow-up a breve termine in seguito alla somministrazione del vaccino (…) hanno dimostrato un aumento dei rischi di miocardite e pericardite» e che questi «suggeriscono che la maggior parte delle persone ha avuto una risoluzione dei sintomi. Tuttavia, alcune persone hanno richiesto il supporto della terapia intensiva». Si conclude ammettendo che «non sono ancora disponibili informazioni sui potenziali esiti a lungo termine sulla salute».

In medicina, il *gold standard*[167] per i trials clinici sono gli studi randomizzati controllati[168] (RCT), poiché evitano pregiudizi di studio a favore o contro il vaccino.

A rispondere per la prima volta alla domanda: "I vaccini per il Covid salvano vite?" sono stati la dottoressa Christine Benn e il suo team, attraverso una ricerca danese[169] pubblicata su The Lancet il 5 aprile 2022. Gli studi randomizzati controllati mostrano una riduzione della mortalità per tutte le cause per merito dei vaccini a vettore adenovirus Covid (RR=0,37, 95%CI: 0,19-0,70) – AstraZeneca e Johnson & Johnson – ma non per i vaccini mRNA (RR=1,03, 95%CI 0,63-1,71) – Pfizer e Moderna.

A proposito di questi dati, Martin Kulldorff (professore di medicina alla *Harvard University*, epidemiologo e biostatista) scrive: «quando i vaccini mRNA di Pfizer e Moderna sono stati approvati dall'FDA, la decisione si è basata sugli RCT[170]. Gli RCT presentati alla FDA

---

[167] Nella sperimentazione clinica il *gold standard* è rappresentato dallo studio controllato randomizzato, un tipo di studio sperimentale che permette di valutare l'efficacia di uno specifico trattamento in una determinata popolazione.

[168] Alla base del funzionamento di uno studio randomizzato controllato vi è il fatto che gli elementi da inserire all'interno dei gruppi vengono scelti in maniera del tutto legata al caso. Tra i due insiemi, uno viene definito 'gruppo sperimentale', e l'altro, invece, 'gruppo di controllo'. In questo caso, e in tutte le sperimentazioni cliniche che prevedono due gruppi diversi, al primo viene somministrata la terapia oggetto dello studio clinico, mentre al secondo un trattamento di cui si conosce l'effetto, oppure nessun trattamento (effetto placebo).

[169] https://papers.ssrn.com/sol3/papers.cfm?abstract_id=4072489

[170] Uno studio randomizzato controllato (*Randomised controlled trial* – RCT) è uno studio sperimentale in cui i partecipanti vengono assegnati in modo casuale a due gruppi: il gruppo sperimentale che riceve il trattamento e il gruppo di controllo/confronto.

hanno dimostrato che i vaccini riducono le infezioni sintomatiche da Covid. Avendo reclutato per lo più adulti giovani e di mezza età, che difficilmente moriranno di Covid (…) gli studi non sono stati progettati per determinare se i vaccini riducano anche la mortalità». Inoltre, Kulldorff pone un'importante questione: «i vaccini sono stati sviluppati per prevenire le morti a causa del Covid, ma per valutare correttamente un vaccino, dobbiamo considerare anche i decessi non Covid».

"Ci sono reazioni avverse indesiderate che portano alla morte?" è una domanda alla quale lo studio danese risponde così: «per i vaccini a mRNA, c'è stata una riduzione dei decessi per Covid ma un aumento dei decessi cardiovascolari, tuttavia nessuno dei due è stato statisticamente significativo. Quindi, entrambi i risultati potrebbero essere casuali». Se ne deduce che «i vaccini possono ridurre il rischio di decessi per Covid aumentando al contempo il rischio di decessi cardiovascolari. Non sappiamo se esistano reazioni avverse che conducono alla morte, perché Pfizer e Moderna non hanno progettato gli RCT per farcelo sapere."[171]

In un *assessment*[172] del 12 settembre 2022 nel quale viene presentata una valutazione del rapporto tra i rischi e i benefici dei richiami della

---

[171] https://brownstone.org/articles/have-people-been-given-the-wrong-vaccine/

[172]

https://deliverypdf.ssrn.com/delivery.php?ID=17503110000409110007812411608909700212708402908104907812011810811012501706903106407110206106309702000281171220891240900681261270240260240230010290970910681140690171080010110671190111220930011230831210940810 88

vaccinazione per la fascia d'età 18-29 anni (firmato da alcuni medici di università quali *Harvard*, *Oxford* e *Johns Hopkins*) si scrive: «utilizzando i dati del CDC (…) scopriamo che i mandati di richiamo possono causare un danno netto atteso: per ogni ricovero ospedaliero Covid-19 evitato in giovani adulti precedentemente non infetti, prevediamo da 18 a 98 eventi avversi gravi (…) e da 1.373 a 3.234 casi di reattogenicità[173] di grado ≥3 che interferisce con le attività quotidiane». Inoltre, si aggiunge che «i mandati di richiamo per gli studenti universitari non sono etici perché: 1) non esiste una valutazione formale del rapporto rischio-beneficio per questa fascia di età; 2) i mandati di vaccinazione possono comportare un danno netto previsto; 3) i mandati non sono proporzionati: i danni attesi non sono compensati dai benefici per la salute pubblica data la modesta e transitoria efficacia dei vaccini contro la trasmissione; 4) i mandati degli Stati Uniti violano il principio di reciprocità perché i rari danni gravi correlati ai vaccini non saranno compensati in modo affidabile a causa delle lacune negli attuali schemi di danno da vaccino; e 5) i mandati creano grandi danni sociali.»

Il 28 aprile 2022 i dati raccolti da uno studio[174] israeliano, pubblicato su Nature, dimostrano che c'è stato un aumento del 25% degli

---

0000650881181240261150260760230910290310130 21&EXT=pdf&INDEX=TRUE

[173] La reattogenicità di un vaccino è la capacità di indurre eventi avversi e può essere legata ai componenti del vaccino (antigene immunizzante, eccipienti, conservanti e stabilizzanti), errori nella somministrazione e caratteristiche del paziente.

[174] https://www.nature.com/articles/s41598-022-10928-z

eventi cardiovascolari di emergenza tra la popolazione nella fascia di età 16-39 anni in Israele durante l'introduzione del vaccino (gennaio-maggio 2021) rispetto allo stesso arco temporale degli anni precedenti (2019 e 2020).

Un'analisi multinazionale[175] svedese pubblicata il 6 ottobre 2022 dal BMJ vorrebbe dimostrare che la prima dose del vaccino di AstraZeneca ha aumentato il rischio di sviluppare una trombosi con sindrome trombocitopenica[176] del 30%, mentre con il vaccino di Pfizer il rischio era minore. Tuttavia, osservando i dati mostrati in tabella si nota che il target per AstraZeneca (3.789.631) è quasi il doppio di quello di Pfizer (1.840.240). Si specifica che si sono osservati "un totale di 862 eventi di trombocitopenia nei destinatari corrispondenti della prima dose di ChAdOx1-S (AstraZeneca) e 520 dopo una prima dose di BNT162b2 (Pfizer)". La differenza non è poi così significativa, se consideriamo che per AstraZeneca sono state prese in esame 1.949.391 persone in più rispetto a Pfizer.

I ricercatori svedesi, inoltre, affermano che «uno studio basato su dati danesi e norvegesi ha anche rilevato tassi di tromboembolia venosa[177], embolia polmonare e trombosi del seno venoso cerebrale superiori al previsto dopo la vaccinazione rispetto ai tassi di base» e

---

[175] https://www.bmj.com/content/379/bmj-2022-071594
[176] La porpora trombocitopenica trombotica (PTT) è una malattia grave che provoca la formazione di piccoli coaguli di sangue in tutto il corpo che bloccano l'apporto di sangue a organi vitali come il cervello, il cuore e i reni.
[177] La tromboembolia venosa è l'ostruzione completa o parziale di una o più vene profonde degli arti e/o dell'addome o del bacino. Si può anche sviluppare nelle vene profonde degli arti superiori.

che «uno studio scozzese ha rilevato un aumento del rischio di eventi tromboembolici arteriosi». Inoltre, «uno studio inglese ha rilevato un aumento del rischio di tromboembolia arteriosa dopo la vaccinazione con Pfizer ma non con AstraZeneca».

Insomma, nel 2022 gli studi ancora non riescono a concordare sull'effettiva incidenza degli eventi avversi causati dai vaccini per il Covid. Proprio in virtù di questa incertezza, possiamo asserire che i governi di varie nazioni abbiano scelto di tenere all'oscuro i cittadini circa l'impossibilità oggettiva di garantire la sicurezza a lungo termine dei vaccini per il Covid.

**La trasmissione del virus.**

Una questione molto discussa è stata la scelta dei cosiddetti no-vax di rifiutare la vaccinazione. La principale accusa mossa a riguardo, concerne la convinzione diffusa che chi rifiuta il vaccino concorra alla trasmissione e, quindi, alla diffusione del virus.

Tuttavia, l'FDA ha chiarito che seppur «la maggior parte dei vaccini che proteggono dalle malattie virali riducono anche la trasmissione del virus che causa la malattia da parte di coloro che sono vaccinati»; nel caso del vaccino di Pfizer «si spera che ciò avvenga, ma la comunità scientifica non sa ancora se Comirnaty ridurrà tale trasmissione».[178]

Nel gennaio 2022, un articolo[179] pubblicato su The Lancet spiega che lo studio prospettico[180] britannico dell'ottobre 2021, svolto da Anika Singanayagam e dai suoi colleghi, abbia dimostrato che «l'impatto della vaccinazione sulla trasmissione comunitaria delle varianti circolanti di SARS-CoV-2 non sembrava essere significativamente diverso dall'impatto tra le persone non vaccinate». Si aggiunge che «le comprovate reinfezioni post-vaccinali da Covid-19 tra gli operatori sanitari israeliani che avevano completato il ciclo vaccinale, e che a loro volta possono trasmettere questa infezione ai loro pazienti, richiede una rivalutazione delle politiche di vaccinazione obbligatoria che porta al licenziamento del personale sanitario non vaccinato negli Stati Uniti».

Dunque, seppure esiste la certezza scientifica che anche i vaccinati contribuiscono a diffondere il contagio, questo non ha impedito di mettere alla gogna, talvolta anche pubblica, chi ha scelto di non vaccinarsi.

---

[178] https://www.fda.gov/vaccines-blood-biologics/qa-comirnaty-covid-19-vaccine-mrna

[179] https://www.thelancet.com/journals/laninf/article/PIIS1473-3099(21)00768-4/fulltext

[180] https://www.thelancet.com/journals/laninf/article/PIIS1473-3099(21)00648-4/fulltext

**Il Green pass rafforzato: una questione di durata.**

Nonostante il governo non faccia alcun passo indietro in merito all'efficacia del vaccino, il 1° febbraio 2022, in Italia entra in vigore una legge che riduce la durata del green pass rafforzato da 9 a 6 mesi ammettendo così, seppur implicitamente, che la continuità della protezione non è affatto garantita. Tuttavia, Draghi si rende conto che la scadenza del certificato verde porterebbe a un vero e proprio cortocircuito del Paese così, appena tre giorni dopo, decide di prorogarne la durata a tempo indeterminato, precisamente finché l'AIFA non avesse dato l'autorizzazione all'inoculazione del secondo richiamo vaccinale (la cosiddetta "terza dose")[181].

Il Decreto legge n. 24 del marzo 2022 sancisce le disposizioni urgenti per il superamento delle misure di contrasto alla diffusione dell'epidemia da Covid-19, in conseguenza della cessazione dello stato di emergenza[182]. Tuttavia, in Lombardia (la regione inizialmente più colpita dal virus) per far visita a un paziente ricoverato in ospedale sarà necessario il certificato verde fino a novembre 2022[183]. Ciò ha precluso ai non vaccinati di prendersi cura di parenti e amici degenti, anche durante la fase terminale della

---

[181] https://www.ilsole24ore.com/art/dal-green-pass-terza-dose-esenzioni-vaccino-proroghe-arrivo-AEnCWRAB?refresh_ce=1

[182] https://www.protezionecivile.gov.it/it/normativa/dl-n-24-del-24-marzo-2022-0

[183] https://www.asst-lecco.it/regolamento-accessi-in-ospedale/#:~:text=Dal%20mese%20di%20novembre%20il,Merate%20dell'ASST%20di%20Lecco

malattia. Le persone alle quali questo saggio è dedicato fanno parte proprio di questa categoria.

## Obbligo vaccinale per gli over 50.

Vista la progressiva discesa dell'incidenza settimanale di contagi a livello nazionale[184], dall'11 febbraio si dismette l'uso della mascherina all'aperto; e seppur ci si aspettasse un allentamento delle restrizioni, al contrario queste si inaspriscono.

Se, infatti, da gennaio era stato introdotto l'obbligo vaccinale per gli over 50 lavoratori e non (pena una sanzione pecuniaria di 100 euro per chi rifiutava il siero), dal 15 febbraio (e fino al 15 agosto) i lavoratori in questa fascia d'età hanno l'obbligo di presentare al datore di lavoro il green pass rafforzato. In questo modo chi tra i lavoratori ultracinquantenni intendeva continuare a presentare un green passa base (ottenibile con test rapido o antigenico) e pagare la multa, è costretto a vaccinarsi per ottenere la carta verde rafforzata, oppure si deve assentare ingiustificatamente dal luogo di lavoro.

In merito alla questione, la circolare n. 94[185] dell'INPS, al punto 4 informa che «in considerazione del principio di conservazione del rapporto di lavoro (...) l'assenza ingiustificata deve essere riferita

---

[184] https://www.epicentro.iss.it/coronavirus/bollettino/Bollettino-sorveglianza-integrata-COVID-19_16-febbraio-2022.pdf
[185]
https://servizi2.inps.it/servizi/CircMessStd/VisualizzaDoc.aspx?tipologia=circmess&idunivoco=13910

unicamente alla giornata lavorativa durante la quale il lavoratore (…) è stato trovato sprovvisto del green pass (…); il rapporto di lavoro tra dipendente e titolare rimane in essere e riprenderà a esplicare i suoi effetti dal giorno della cessazione della causa che ha determinato l'assenza ingiustificata o il periodo di sospensione (senza conseguenze disciplinari e con diritto alla conservazione del rapporto di lavoro)».

Quindi, il titolare non può licenziare né penalizzare il dipendente per assenza ingiustificata ma, ovviamente, non gli retribuirà il salario.

Il 31 marzo 2022 Draghi decide di non prorogare lo stato di emergenza e dal 1° maggio non è più necessario esibire il certificato verde; tuttavia, il green pass rafforzato resterà in vigore fino al dicembre 2022 per le visite negli ospedali e nelle Rsa, fino quando la legge 199[186] del 30 dicembre 2022 «abroga le disposizioni che consentivano l'accesso dei visitatori nelle strutture residenziali, socio-assistenziali, sociosanitarie e hospice, nonché nei reparti di degenza delle strutture ospedaliere solo alle persone munite di green pass ottenuto a seguito di vaccinazione Covid o guarigione».

I lavoratori appartenenti alle forze dell'ordine, alle forze armate, al personale della scuola e delle università, nonché per gli over 50, invece, dovranno attendere sino al 15 giugno. Inoltre, fino alla fine del 31 dicembre 2022 permane l'obbligo vaccinale per gli esercenti le professioni sanitarie e i prestatori di lavoro in ospedale, pena la sospensione dal lavoro senza retribuzione.

---

[186] https://www.trovanorme.salute.gov.it/norme/dettaglioAtto?id=91246

## La vaccinazione dei bambini.

Seppur l'emergenza pandemica sembri volta al termine, il WHO pare non avere intenzione di decretarne ufficialmente la fine e neanche abbandonare la campagna vaccinale.

Il 29 ottobre 2021, l'FDA aveva già autorizzato – con la solita procedura d'emergenza – la vaccinazione per i bambini tra i 5 a gli 11 anni[187] e un anno dopo, precisamente il 17 giugno 2022, concede il suo benestare anche all'utilizzo del siero per gli infanti >6 mesi[188]. Ciò non di meno, un documento[189] del WHO, datato 11 agosto 2022, fa cenno alla bassa mortalità a causa del Covid nei bambini. Si afferma, infatti che «i bambini di età pari o inferiore a 5 anni rappresentano lo 0,11% di tutti i decessi globali, mentre i bambini di età compresa tra 5 e 14 anni rappresentano lo 0,089% e gli adolescenti e i giovani adulti lo 0,37% di tutti i decessi segnalati a livello globale». Tra l'altro, viene sottolineato che «sono stati segnalati diversi fattori di rischio per Covid-19 grave nei bambini, tra cui: obesità e condizioni preesistenti (ad esempio diabete di tipo 2, asma grave, malattie cardiache e polmonari, disturbi convulsivi e altri disturbi neurologici, condizioni dello sviluppo neurologico e neuromuscolari e immunodepressione)».

---

[187] https://www.fda.gov/news-events/press-announcements/fda-authorizes-pfizer-biontech-covid-19-vaccine-emergency-use-children-5-through-11-years-age
[188] https://www.fda.gov/news-events/press-announcements/coronavirus-covid-19-update-fda-authorizes-moderna-and-pfizer-biontech-covid-19-vaccines-children
[189] https://www.who.int/news/item/11-08-2022-interim-statement-on-covid-19-vaccination-for-children

Dunque, non essendo possibile avallare la campagna vaccinale infantile sulla base dell'indice di letalità (come invece fu fatto per gli anziani e i soggetti fragili) si comincerà a parlare di conseguenze per la salute dei bambini causate dal cosiddetto *Long Covid*. Ma secondo il WHO, seppure «i bambini e gli adolescenti possono manifestare sintomi clinici prolungati (noti come *Long Covid*) (…) la frequenza e le caratteristiche di queste condizioni sono ancora sotto indagine e ad oggi sembrano essere meno frequenti rispetto agli adulti».

Ne possiamo dedurre che nel caso dei bambini il rapporto tra rischi e benefici della vaccinazione sia stato completamente ignorato dalle istituzioni.

A questo punto è bene dare un'occhiata alle pubblicazioni scientifiche in merito.

Secondo uno studio[190] pubblicato su Nature il 22 dicembre 2021 «i bambini sviluppano robuste risposte anticorpali al SARS-CoV-2, con specificità focalizzata per la proteina Spike» e che «l'infezione da SARS-CoV-2 aumenta gli anticorpi leganti l'hCoV nei bambini». Dunque, non solo il sistema immunitario dei bambini si difende bene dal virus, ma l'infezione naturale ha anche la prerogativa di generare anticorpi molto efficaci a proteggere il corpo da eventuali reinfezioni.

---

[190] https://www.nature.com/articles/s41590-021-01089-8

A questo proposito, unstudio prospettico di sorveglianza nazionale (svoltosi tra gennaio 2020 e luglio 2021)[191] pubblicato su The Lancet mostra che il tasso di reinfezione nei bambini era pari a 21,53 per 100.000 (0,2%).

Nonostante le evidenze scientifiche circa la totale inutilità di vaccinare i bambini contro il Covid, il 18 gennaio 2023, il CDC ha registrato che hanno ricevuto almeno una dose di vaccino Covid: 17,8 milioni di bambini e adolescenti statunitensi di età compresa tra 12 e 17 anni (68%), 11,1 milioni (39%) di età compresa tra 5 e 11 anni e 1,9 milioni (11%) di età compresa tra 6 mesi e 4 anni.[192]

Negli Stati Uniti 30,8 milioni di minori di diciotto anni sono stati vaccinati seppur non a rischio di morte, con un siero di cui l'FDA ha affermato a chiare lettere che «non si sa se sia in grado o meno di fermare la trasmissione del virus»[193]. Il preparato, inoltre, secondo i CDC ha la sola funzione di «stimolare la risposta immunitaria del corpo contro le malattie» [194] e non certo quella di proteggere l'individuo dall'ospedalizzazione o dalla morte.

In un articolo[195] pubblicato sul New York Times il 5 giugno 2021, si afferma che «la dottoressa Susan Wollersheim (che lavorar presso

---

[191] https://www.thelancet.com/journals/lanchi/article/PIIS2352-4642(22)00059-1/fulltext

[192] https://www.aap.org/en/pages/2019-novel-coronavirus-covid-19-infections/children-and-covid-19-vaccination-trends/

[193] https://www.fda.gov/vaccines-blood-biologics/qa-comirnaty-covid-19-vaccine-mrna

[194] https://www.cdc.gov/vaccines/vac-gen/imz-basics.htm

[195] https://www.nytimes.com/2022/06/16/us/politics/covid-vaccines-fda-children.html

l'FDA e che ha partecipato a un open meeting[196] dell'agenzia incentrato sulla valutazione e la ricerca biologica sui vaccini) ha rifiutato di rispondere quando un relatore ha chiesto un confronto circa l'efficacia dei vaccini nei bambini piccoli».

Da questo incontro è emerso, infatti, che sia il vaccino di Pfizer che quello di Moderna (il cui siero viene inoculato ai bambini in dose ridotta) siano significativamente meno efficaci contro le infezioni sintomatiche rispetto ai vaccini per adulti, e ciò viene imputato alla variante Omicron del virus Covid; eppure nell'articolo si legge che gli studi sul vaccino infantile sono stati condotti proprio durante l'ondata di Omicron. Inoltre, data la prova del declino della potenza nel tempo, l'FDA ha affermato che i bambini piccoli che ricevono i sieri di Pfizer e Moderna richiederanno probabilmente iniezioni di richiamo.

In Italia dal 9 dicembre 2022 «da Commissione Tecnico Scientifica dell'AIFA (accogliendo il parere espresso dall'EMA), ha approvato l'estensione dell'utilizzo del vaccino Comirnaty (BioNTech/Pfizer), nella specifica formulazione da 3 microgrammi/dose, per la fascia di età 6 mesi-4 anni compresi»[197].

Ancora una volta l'AIFA sembra essersi limitata a recepire le indicazioni dell'EMA senza porsi troppe domande.

---

[196] https://www.fda.gov/media/161064/download
[197]
https://www.trovanorme.salute.gov.it/norme/renderNormsanPdf?anno=2022&codLeg=90956&parte=1%20&serie=null

### *Respiratory Syncytial Virus* (RSV) e vaccinazione infantile.

Dal momento che i dati hanno dimostrato incontrovertibilmente che non sia affatto necessario vaccinare i bambini contro il covid, è importante indagare in quanti modi i sieri potrebbero avere un impatto negativo sulla salute dei più piccoli.

In tal proposito, un articolo pubblicato su Forbes[198] nel novembre 2022 intende sfatare una qualsiasi correlazione tra i vaccini per il Covid e l'aumento delle infezioni da virus espiratorio sinciziale (RSV), un virus a RNA che rappresenta la più comune causa di infezione delle basse vie aeree nei bambini sotto i 5 anni.

L'articolo afferma che, sebbene fosse vero che nei documenti dell'FDA relativi ai risultati degli studi clinici del vaccino Moderna somministrato a soggetti di età compresa tra i due e i cinque anni (mRNA-1273) fosse risultato che «entro 28 giorni dalla vaccinazione (…) eventi di infezione da virus respiratorio sinciziale (RSV) sia stata segnalata rispettivamente dallo 0,4% dei destinatari di mRNA e <0,1% e dei destinatari di placebo», questo non significa che il vaccino sia dannoso per i bambini.

Secondo il giornalista, infatti, quelle percentuali non sono poi così alte considerando che le infezioni da RSV sono molto comuni, e dal momento che non era chiaro se coloro che avevano ricevuto il vaccino avessero adottato altri comportamenti che avrebbero potuto metterli maggiormente a rischio di contrarre il visus (come,

---

[198] https://www.forbes.com/sites/brucelee/2022/11/26/claims-that-rsv-surge-due-to-covid-19-vaccines-take-clinical-trial-data-out-of-context/?sh=3e2751254861

ad esempio, non indossare mascherine, non prendere le distanze sociali e non lavarsi le mani).

A confermare la sicurezza dei vaccini per i bambini da 2 a 5 anni esiste uno studio[199] del novembre 2022, pubblicato sul The New England Journal of Medicine. Tuttavia, il trial clinico di fase 1 è durato solamente due mesi (da aprile 2021 a giugno 2021) e il siero è stato somministrato ad appena 224 bambini (75 sono stati assegnati a ricevere la dose di 25 μg e 149 sono stati assegnati a ricevere la dose di 50 μg). Il trial clinico di fase 2, invece, è stato effettuato su 2.3040 bambini, ma la durata mediana del follow-up dopo la seconda iniezione è stata di soli 71 giorni.

Come è vero che lo 0,4% di insorgenza di RSV segnalato da Moderna è avvenuta entro 28 giorni dall'inoculazione dei sieri, è altrettanto vero che non esiste una sperimentazione clinica che vada oltre i 71 giorni dalla vaccinazione.

Il 17 giugno 2022 l'FDA ha autorizzato l'uso di emergenza del vaccino Moderna e del vaccino Pfizer-BioNTech per la prevenzione del Covid-19 per includere l'uso nei bambini fino a 6 mesi di età[200].

Il primo novembre 2022 l'organizzazione no-profit *National Foundation for Infectious Diseases* ha scritto: «l'RSV è arrivato prima e ha colpito più duramente che nella maggior parte degli anni, e

---

[199] https://www.nejm.org/doi/full/10.1056/NEJMoa2209367
[200] https://www.fda.gov/news-events/press-announcements/coronavirus-covid-19-update-fda-authorizes-moderna-and-pfizer-biontech-covid-19-vaccines-children

116

attualmente sta aumentando e mettendo a dura prova gli ospedali pediatrici negli Stati Uniti»[201].

Anche l'*American Society for Microbiology* (un'organizzazione scientifica con sede negli Stati Uniti, ma con oltre 39.000 soci in tutto il mondo) ha informato che «un avviso sanitario[202] e un briefing con i media dei CDC, tenutosi il 4 novembre 2022 hanno indicato che l'incidenza del virus respiratorio sinciziale è in aumento in 8 regioni sanitarie pubbliche su 10 negli Stati Uniti».[203]

Il 30 novembre 2022 il Ministero della Salute italiano ha diramato la circolare[204] con le indicazioni relative al vaccino pediatrico anti Covid per la fascia di età 6 mesi-4 anni su indicazione dell'AIFA.

Neanche un mese dopo, precisamente il 19 dicembre 2022, sul sito della Fondazione Umberto Veronesi appare la notizia di un aumento dei casi d'infezione da virus respiratorio sinciziale nei bambini, sottolineando che i piccoli pazienti «riempiono i pronto soccorsi e le terapie intensive».[205]

Non sappiamo se l'aumento di casi di RSV sia stato causato dai vaccini per il Covid, però c'è una cosa che sappiamo per certo ed è che il 17 gennaio 2023 Moderna ha annunciato che il suo nuovo vaccino sperimentale contro il virus espiratorio sinciziale

---

[201] https://www.nfid.org/2022/11/01/why-is-rsv-suddenly-in-the-news/
[202] https://emergency.cdc.gov/han/2022/han00479.asp
[203] https://asm.org/Articles/2022/December/Respiratory-Syncytial-Virus-RSV-Tis-the-Season#:~:text=A%E2%80%8B%20U.S.%20Centers%20for,Central%20parts%20of%20the%20country)
[204] https://www.quotidianosanita.it/allegati/allegato1670593192.pdf
[205] https://www.fondazioneveronesi.it/magazine/articoli/pediatria/virus-influenzale-e-rsv-nei-bambini-laumento-dei-casi-continua

(mRNA1345) ha raggiunto gli *endpoint* primari di efficacia nella sperimentazione di fase 3 negli anziani[206].

Dunque, anche qual ora in futuro ci fosse un aumento dei casi di bambini affetti da RSV, Moderna è sul punto di mettere in commercio il proprio vaccino per curare la malattia.

Tra l'altro, anche l'azienda Pfizer nel novembre 2022 ha dato la notizia di aver raccolto dati positivi della sperimentazione globale di immunizzazione materna di fase 3 del suo vaccino contro il virus respiratorio sinciziale bivalente[207].

Quindi, a breve ci saranno un vaccino per la profilassi della RSV per le donne in gravidanza e uno per i bambini che dovessero sviluppare l'infezione.

Il 28 settembre 2022 la *Bill & Melinda Gates Foundation* ha annunciato sovvenzioni per un totale di quasi 128 milioni di dollari per supportare lo sviluppo e l'accessibilità di vaccini materni per lo streptococco di gruppo B (GBS) e per il virus respiratorio sinciziale[208].

---

[206] https://investors.modernatx.com/news/news-details/2023/Moderna-Announces-mRNA-1345-an-Investigational-Respiratory-Syncytial-Virus-RSV-Vaccine-Has-Met-Primary-Efficacy-Endpoints-in-Phase-3-Trial-in-Older-Adults/default.aspx
[207] https://www.pfizer.com/news/press-release/press-release-detail/pfizer-announces-positive-top-line-data-phase-3-global
[208] https://www.gatesfoundation.org/ideas/media-center/press-releases/2022/09/gates-foundation-announces-grants-to-reduce-infant-mortality

**Il Summary of the public assessment report for Covid-19 vaccine Pfizer-BioNTech.**

La sintesi del rapporto di valutazione pubblica per il vaccino Covid-19 di Pfizer-BioNTech'[209] del governo britannico (che si applica a Inghilterra, Scozia e Galles) pubblicata a settembre 2022, offre importanti spunti di riflessione circa le lacune in merito ai possibili effetti avversi del trattamento.

In primo luogo, alla voce riguardante le conclusioni sulla tossicità del siero si spiega che «in uno studio a dose ripetuta condotto nei ratti, essi hanno manifestato: problemi alla milza, aumento della cellularità dei centri germinativi[210], un aumento delle plasmacellule nel linfonodo drenante[211], aumento dell'emetopoiesi[212] nel midollo osseo, aumenti della gamma-glutamil transferasi[213]", eccetera, ma

---

[209] https://www.gov.uk/government/publications/regulatory-approval-of-pfizer-biontech-vaccine-for-covid-19/summary-public-assessment-report-for-pfizerbiontech-covid-19-vaccine

[210] Zona centrale del linfonodo, detta anche follicolo secondario, che si sviluppa in seguito a un qualunque stimolo immunogeno. Nel centro germinativo si formano le plasmacellule, cioè i linfociti B attivati in grado di secernere anticorpi.

[211] I linfonodi sono organi periferici situati sul decorso di collettori linfatici che drenano i tessuti e hanno il ruolo di permettere lo sviluppo di una risposta immunitaria. All'interno di essi si genera anche la memoria immunologica.

[212] Il termine emopoiesi (o ematopoiesi) si riferisce alla formazione e alla maturazione degli elementi corpuscolati del sangue, ovvero il processo di produzione delle cellule del sangue.

[213] La gamma-glutamil transferasi (o transpeptidasi, o GGT) è un enzima che catalizza il trasferimento di un gruppo glutammico tra peptidi ed aminoacidi ed è coinvolto nel trasferimento di aminoacidi attraverso le membrane cellulari. Le più alte concentrazioni di questo enzima sono nel tessuto epatico e nel tratto biliare.

tuttavia sono sopravvissuti». Questo sta a significare che l'*endpoint* primario dello studio (che in questo caso è la sopravvivenza del soggetto testato) è stato soddisfatto.

In secondo luogo si precisa che «non sono stati condotti studi riguardanti la genotossicità[214] del vaccino, in quanto tutti i suoi componenti non dovrebbero avere un potenziale genotossico». Anche «gli studi sulla cancerogenità[215] non sono stati condotti, perché i costrutti del vaccino sono lipidi e RNA che non dovrebbero avere un potenziale cancerogeno».

Quindi, siccome il WHO ha definito sicuri i componenti del vaccino nessuno studio in merito è stato considerato indispensabile al fine di autorizzare l'Uso di Emergenza dei sieri. Eppure i topi, seppur sopravvissuti alla sperimentazione, hanno sviluppato numerosi problemi di salute e non sappiamo neanche quanti altri se ne sono presentati durante follow-up degli studi clinici.

---

[214] In genetica per genotossicità si intende la capacità di alcuni agenti chimici di danneggiare l'informazione genetica all'interno di una cellula causando mutazioni ed inducendo modificazioni all'interno della sequenza nucleotidica o della struttura a doppia elica del DNA di un organismo vivente.
[215] Un agente cancerogeno è un fattore chimico, fisico o biologico (molecola o miscela chimica, radiazione, agente virale, batterico, fungino, animale, condizione di esposizione) in grado di causare tumori o favorirne l'insorgenza e la propagazione.

**La sicurezza del vaccino nelle donne in gravidanza.**

Nel report del governo britannico si specifica che «non è stato condotto alcuno studio sullo sviluppo prenatale e post natale, inclusa la funzione materna», né tantomeno sulla prole. Quindi, non solo non si ha la minima idea degli effetti che il vaccino potrebbe avere sulle donne in gravidanza, ma neppure sui loro neonati. Come abbiamo già detto precedentemente, lo studio conferma che «non si ritiene sia possibile fornire sufficienti rassicurazioni all'uso sicuro del vaccino nelle donne in gravidanza».

Facendo un balzo temporale all'indietro, già uno studio[216] pubblicato sul The New England Journal of Medicine il 21 aprile 2021, riguardante i risultati preliminari della sicurezza del vaccino mRNA Covid-19 nelle persone in gravidanza, concludeva che «i risultati non hanno mostrato evidenti segnali di sicurezza tra le donne in gravidanza che hanno ricevuto i vaccini mRNA. Tuttavia, è necessario un follow-up più longitudinale, compreso quello di un grande numero di donne vaccinate all'inizio della gestazione, per informare circa gli esiti materni della gravidanza e del bambino»; in particolare «tra i 221 eventi avversi correlati alla gravidanza segnalati al VAERS, l'evento più frequentemente riportato è stato l'aborto spontaneo (46 casi)».

Ancora prima, un'analisi post-autorizzazione degli eventi avversi[217] effettuata da Pfizer, su 270 madri vaccinate prese in esame 23

---

[216] https://www.nejm.org/doi/full/10.1056/nejmoa2104983
[217] https://phmpt.org/wp-content/uploads/2022/04/reissue_5.3.6-postmarketing-experience.pdf

avevano avuto un aborto spontaneo (i quali riguardavano nello specifico: 2 un parto prematuro con morte neonatale, 2 un aborto spontaneo con morte uterina e 1 con morte neonatale). Seppure il campione preso in esame sia molto esiguo, la percentuale delle donne che hanno avuto un aborto spontaneo in seguito a vaccinazione è risultata ben del 10,2%.

**Vaccino e ciclo mestruale.**

Un articolo pubblicato sul quotidiano britannico The Guardian il 18 settembre 2021 riporta che «ai partecipanti agli studi clinici sul vaccino contro il coronavirus non sono state poste domande specifiche sui cambiamenti del loro ciclo mestruale»[218].

Un rapporto[219] della dottoressa Victoria Male (docente di immunologia riproduttiva presso l'*Imperial College* di Londra) – pubblicato sul BMJ lo stesso mese – ha osservato che «più di 30.000 segnalazioni di irregolarità mestruali post-vaccino erano state inoltrate al programma di sorveglianza del *MHRA's yellow card*[220] entro il 2 settembre 2021". Tuttavia, la *Medicines and Healthcare products Regulatory Agency* (MHRA) ha affermato di "non poter

---

[218] https://www.theguardian.com/commentisfree/2021/sep/18/covid-vaccine-changes-menstrual-cycles
[219] https://www.bmj.com/content/374/bmj.n2211
[220] https://yellowcard.mhra.gov.uk/

supportare un collegamento tra i vaccini Covid e i sintomi riportati»[221].

Alla voce "sicurezza generale" il sito web dell'MHRA britannica specifica: «nel complesso, il nostro consiglio rimane che i benefici dei vaccini superano i rischi nella maggior parte delle persone»[222]. Ciononostante, rimane doveroso precisare che il *Summary of Yellow Card reporting for COVID-19* pubblicato il 23 gennaio 2023 dal Regno Unito sottolinea che le segnalazioni relative ai disordini mestruali post vaccinazione «sono in fase di revisione da parte degli esperti indipendenti del *CHM Covid-19 Vaccines Benefit Risk Expert Working Group and the Medicines for Women's* (un gruppo consultivo di sanitari esperti)[223]».

È evidente come le informazioni fornite dal governo del Regno Unito siano incoerenti; se da una parte, infatti, viene negata l'esistenza di un collegamento tra vaccini e irregolarità mestruali, dall'altro l'agenzia ammette che i report circa questi eventi avversi sono ancora in fase di valutazione.

La dottoressa Male aggiunge che «sono stati segnalati cambiamenti mestruali dopo entrambi i vaccini Covid-19, con vettori mRNA e adenovirus» e che «se esiste una connessione è probabile che sia il

---

[221] https://www.bbc.com/news/health-58573593
[222] https://www.gov.uk/government/publications/coronavirus-covid-19-vaccine-adverse-reactions/coronavirus-vaccine-summary-of-yellow-card-reporting#analysis-of-data
[223]
https://assets.publishing.service.gov.uk/government/uploads/system/uploads/attachment_data/file/1134387/Coronavirus_Vaccine-Summary_of_Yellow_Card_reporting_autumnupdate_DLP20230125.pdf

risultato della risposta immunitaria alla vaccinazione, piuttosto che di uno specifico componente del vaccino» e conclude auspicando "una solida ricerca" sulle segnalazioni di problemi mestruali.


### Vaccino e sistema immunitario.

Da quando sono stati creati i vaccini per contrastare il virus Covid, alcuni membri della comunità scientifica internazionale si pongono una domanda cruciale: la tecnologia mRNA utilizzata con i virus può essere dannosa per il sistema immunitario umano?

Si potrebbe pensare di essere ben lontani dalla risposta, tuttavia possiamo farci qualche idea sulla base di numerosi studi clinici presi in esame da Kenji Yamamoto, un medico che lavora presso il dipartimento di chirurgia cardiovascolare dell'*Okamura Memorial Hospital* in Giappone.

In un report che indaga la diminuzione della protezione immunitaria dei vaccini pubblicato sulla Library of Medicine nel giugno 2022, Yamamoto scrive: «la diminuzione dell'immunità è causata da diversi fattori. In primo luogo, l'N1-metilpseudouridina è usata come sostituto dell'uracile nel codice genetico. La proteina modificata può indurre l'attivazione delle cellule T regolatorie, con conseguente riduzione dell'immunità cellulare. In tal modo, le proteine spike non decadono immediatamente dopo la somministrazione di vaccini a mRNA, ma restano in circolo in tutto il corpo per più di 4 mesi[224]. Inoltre, studi in vivo hanno dimostrato che le nanoparticelle lipidiche (LNP) si accumulano nel fegato, nella milza, nelle ghiandole surrenali e nelle ovaie e che l'mRNA incapsulato con LNP (il componente delle nanoparticelle lipidiche dell'mRNA) è altamente infiammatorio[225]. Anticorpi appena generati della proteina spike danneggiano le cellule e i tessuti che sono predisposti a produrre proteine spike, e le cellule endoteliali vascolari sono danneggiate dalle proteine spike nel flusso sanguigno; questo può danneggiare gli organi del sistema immunitario come la ghiandola surrenale»[226].

Il medico giapponese spiega che «alcuni studi suggeriscono un legame tra i vaccini Covid-19 e la riattivazione del virus che causa l'herpes zoster e che questa condizione è talvolta indicata come sindrome da immunodeficienza acquisita da vaccino»[227] e in proposito aggiunge «al dicembre 2021, oltre al Covid-19, il Dipartimento di Chirurgia Cardiovascolare dell'*Okamura Memorial Hospital* ha riscontrato casi di infezioni difficili da controllare. Ad esempio, ci sono stati diversi casi di sospetta infezione dovuta a infiammazione dopo un intervento chirurgico a cuore aperto, che non è stato possibile controllare anche dopo diverse settimane di utilizzo di diversi antibiotici. I pazienti hanno mostrato segni di immunocompromissione[228] e ci sono stati alcuni decessi. Il rischio

---

[224] https://pubmed.ncbi.nlm.nih.gov/34654691/
[225] https://www.ncbi.nlm.nih.gov/pmc/articles/PMC7941620/
[226] https://www.ncbi.nlm.nih.gov/pmc/articles/PMC9167431/
[227] https://www.ncbi.nlm.nih.gov/pmc/articles/PMC9012513/
[228] L'immunocompromissione è una condizione patologica dell'organismo, che lo rende incapace di attivare le difese immunitarie in maniera adeguata.

di infezione può aumentare. Vari algoritmi medici per la valutazione della prognosi postoperatoria potrebbero dover essere rivisti in futuro».

Dunque esistono seri timori che i vaccini mRNA potrebbero, in taluni casi, compromettere il sistema immunitario dei vaccinati; tuttavia, ancora non chiaro se la supposta condizione di immunodepressione sia temporanea oppure permanente.

Yamamoto suggerisce come misura di sicurezza che le ulteriori vaccinazioni di richiamo vengano interrotte e che la data della prima inoculazione e dei successivi richiami siano registrati nella cartella clinica dei pazienti.

Il medico conclude dicendo che «è stato ipotizzato che ci sarà un aumento delle malattie cardiovascolari, in particolare delle sindromi coronariche acute, causate dalle proteine spike nei vaccini genetici[229] [230]. Oltre al rischio di infezioni dovute all'abbassamento delle funzioni immunitarie, esiste un possibile rischio di danno d'organo[231] sconosciuto causato dal vaccino (rimasto nascosto senza manifestazioni cliniche evidenti) principalmente nel sistema circolatorio. Sono inoltre necessari studi controllati randomizzati per confermare queste osservazioni cliniche».

---

[229] https://www.ahajournals.org/doi/10.1161/circ.144.suppl_1.10712
[230] https://pubmed.ncbi.nlm.nih.gov/35073155/
[231] Concetto che nel campo dell'ipertensione arteriosa indica le modificazioni indotte sul cuore, sulle arterie della retina, sui tronchi sovra-aortici, sul rene e sul cervello dai valori pressori elevati. Il danno d'organo rappresenta inoltre un fattore di rischio cardiovascolare che si aggiunge all'ipertensione arteriosa.

## Il *Vaccine Adverse Events Reporting System.*

Considerando che diversi medici e accademici hanno sottolineato ripetutamente l'importanza di seguire con attenzione le segnalazioni relative agli eventi avversi da vaccino Covid-19, è opportuno capire come funziona quello che può essere definito il più grande sistema di raccolta di queste informazioni: il VAERS.

Il *Vaccine Adverse Events Reporting System* è stato istituito nel 1990 ed è il sistema nazionale americano di allerta precoce per rilevare possibili problemi di sicurezza nei vaccini con licenza statunitense. L'agenzia è co-gestita dai *Centers for Disease Control and Prevention* (CDCs) e dalla *Food and Drug Administration* (FDA). Il sistema accetta e analizza le segnalazioni di eventi avversi (possibili effetti collaterali) dopo che una persona ha ricevuto una vaccinazione.[232]

Cominciamo col dire che i fornitori di vaccini sono incoraggiati a segnalare al VAERS qualunque problema di salute clinicamente significativo dopo la vaccinazione, indipendentemente dal fatto che credano o meno che il trattamento ne sia la causa.[233] Inoltre, i dati raccolti non rappresentano tutte le informazioni di sicurezza note per un vaccino e dovrebbero essere interpretati nel contesto di altre indicazioni scientifiche.

È importante sottolineare il fatto che i dati del VAERS disponibili al pubblico includono solo i dati del rapporto iniziale, mentre le correzioni segnalate durante il follow-up sono utilizzabili soltanto

---

[232] https://vaers.hhs.gov/about.html
[233] https://vaers.hhs.gov/reportevent.html

dal governo per effettuare le sue analisi[234]. Dunque se, ad esempio, alla segnalazione di un evento avverso da vaccino è seguita la morte del soggetto, a venirne a conoscenza sarà esclusivamente il governo degli Stati Uniti.

Nella "Guida all'interpretazione dei dati VAERS" si specifica che «la sottostima è uno dei principali limiti dei sistemi di sorveglianza passiva, incluso il VAERS» perché esso «riceve segnalazioni solo per una piccola frazione di effettivi eventi avversi»[235].

## BioNTech, Pfizer e CureVac: le prime sperimentazioni di un vaccino a mRNA.

Per comprendere l'origine delle perplessità circa la sicurezza del vaccino di Pfizer-BioNTech bisogna alcune precisazioni.

Prima di lavorare con Pfizer[236] al vaccino Comirnaty, BioNTech[237] aveva collaborato con la CureVac, un'azienda biofarmaceutica pioniera nel campo della tecnologia mRNA.

---

[234] https://vaers.hhs.gov/data.html
[235] https://vaers.hhs.gov/data/dataguide.html
[236] Pfizer è la più grande società del mondo operante nel settore della ricerca, della produzione e della commercializzazione di farmaci.
[237] BioNTech è un'azienda tedesca di biotecnologia e biofarmaceutica attiva nell'ambito della ricerca, sviluppo e commercializzazione di farmaci.

Il 12 gennaio 2017 sul sito web BioSpace[238] [239] viene pubblicato un articolo in cui CureVac fornisce un aggiornamento clinico alla 35a conferenza annuale di *JP Morgan Healthcare* che riguarda le prime sperimentazioni di un vaccino mRNA ad uso umano: CureVac RNActive®.

Nel 2012 l'azienda (in collaborazione con BioNTech) mise a punto il vaccino CV9104 rivolto a pazienti con carcinoma prostatico metastatico resistente alla castrazione asintomatico o minimamente sintomatico. Lo studio clinico di fase 2 condotto in otto paesi europei, seppur non fossero stati identificati problemi di sicurezza, termina nel 2013 con il fallimento dell'*endpoint* primario[240], ovvero (in questo caso specifico) il miglioramento della sopravvivenza globale dei soggetti testati.[241]

Tuttavia, CureVac e BioNTech sapevano bene che mettere a punto un vaccino efficace nella lotta ai tumori poteva rappresentare il Santo Graal della medicina, quindi decisero di mettere nuovamente a frutto le competenze acquisite in merito alla tecnologia mRNA.

Il secondo tentativo fu la progettazione di uno studio clinico sull'uomo (in fase 1) del vaccino antirabbico profilattico CV7201

---

[238] BioSpace è un hub digitale che fornisce approfondimenti relativi alla salute.

[239] https://www.biospace.com/article/releases/jpm17-curevac-release-biotech-s-mrna-program-fails-phase-ii-test-putting-spotlight-on-other-biotechs-like-moderna-/

[240] Gli *endpoint* secondari riguardavano la sopravvivenza dei soggetti testati liberi dalla malattia in progressione e la modifica della qualità della vita.

[241] https://www.curevac.com/curevac-beginnt-klinische-phase-2b-studie-seines-mrna-basierten-krebsimpfstoffs-bei-patienten-mit-kastrationsresistentem-prostatakrebs/

iniziato nell'ottobre 2013 che, ad oggi, sembra ben tollerato e del quale non sono stati identificati problemi di sicurezza.[242]

Dunque, una delle uniche due sperimentazioni umane di un vaccino mRNA è stata fallimentare.

Tra l'altro, il 9 agosto 2022 la rivista scientifica Nature riporta la notizia che l'azienda CureVac «ha intentato una causa presso un tribunale regionale tedesco contro BioNTech, chiedendo un equo risarcimento per violazione di quattro brevetti (…) utilizzati per produrre Comirnaty, il vaccino contro il coronavirus sviluppato e venduto da BioNTech e dal suo partner Pfizer». Si aggiunge che il loro vaccino a mRNA contro il Covid-19 (in uno studio in fase avanzata) si era bloccato un anno prima, dopo aver mostrato solo il 47% di efficacia.[243] [244]

Una domanda sorge spontanea: se la sperimentazione che CureVac aveva effettuato sul vaccino mRNA per il Covid aveva rivelato una scarsa efficacia, com'è possibile che il 1° aprile 2021 il vaccino sviluppato da Pfizer-BioNTech (con dei brevetti che secondo CureVac gli appartenevano) avesse dimostrato un'efficacia pari al 91,3%[245]?

---

[242] https://www.curevac.com/en/curevac-announces-publication-in-the-lancet-of-first-ever-human-proof-of-concept-study-investigating-the-safety-and-immunogenicity-of-a-prophylactic-mrna-vaccine/

[243] https://www.nature.com/articles/s41587-022-01442-8

[244] https://www.curevac.com/en/curevac-files-patent-infringement-lawsuit-in-germany-against-biontech/

[245] https://www.pfizer.com/news/press-release/press-release-detail/pfizer-and-biontech-confirm-high-efficacy-and-no-serious

Il CEO di CureVac, Franz-Werner Haas, ha affermato che «il portafoglio di proprietà intellettuale di CureVac, accumulato in oltre 20 anni di lavoro nella tecnologia mRNA, protegge diverse invenzioni che l'azienda considera fondamentali per la progettazione e lo sviluppo del vaccino mRNA Covid-19 di BioNTech, compresi quelli relativi all'ingegnerizzazione delle molecole di mRNA – modifiche di sequenza per aumentare la stabilità e migliorare l'espressione proteica –nonché formulazioni di vaccini a mRNA specifiche per i vaccini SARS-CoV-2».

Quindi in oltre 20 anni di progettazione e sviluppo di un vaccino mRNA CureVac aveva ottenuto solamente il 47% di efficacia, mentre Pfizer in pochissimo tempo sarebbe riuscita a perfezionare quella tecnologia al punto da poterla applicare con successo al virus Covid.

Nel 2015 la *Bill & Melinda Gates Foundation* investirono nell'azienda tedesca CureVac 52 milioni di dollari.[246] Sul sito della fondazione si aggiunge che «come parte dell'accordo (…) verranno forniti anche finanziamenti separati per diversi progetti per lo sviluppo di vaccini (…) basati sulla piattaforma proprietaria di RNA messaggero (mRNA) di CureVac».

Tuttavia, è importante notare che la stessa fondazione ha scelto di allocare il 33,68% delle sue attività a BioNTech (circa un milione di

---

[246] https://sif.gatesfoundation.org/news-and-updates/press-release-bill-melinda-gates-foundation-curevac-collaborate-accelerate-development-transformative-vaccine-technology/

azioni), lavorando di concerto con l'azienda per sviluppare molti dei vaccini attualmente in cantiere.[247]

Dunque, la ragione per cui BioNTech ha deciso di abbandonare CureVac e rivolgersi a Pfizer per la produzione del vaccino Covid potrebbe essere molto semplice: Pfizer si era dimostrata più compiacente di CureVac nel mostrare un'alta efficacia del siero, così da ottenere l'autorizzazione all'uso d'emergenza dell'FDA.

**Ipotesi della presenza di ossido di grafene nei sieri vaccinali: uno studio italiano.**

Il 5 novembre 2022, sul settimanale britannico (nella sua versione australiana) The Spectator, Rebecca Weisser (giornalista freelance, ricercatrice ed editrice) firma un articolo[248] che indaga sulla possibilità che i vaccini per il Covid contengano ossido di grafene (GO).

Questo materiale[249] stratificato, prodotto dall'ossidazione della grafite[250], è idrofilo e facilmente disperdibile in acqua, nonché noto per migliorare la proliferazione cellulare, il caricamento dei farmaci

---

[247] https://www.morningstar.co.uk/uk/news/217431/whos-made-bank-on-biontech.aspx

[248] https://www.spectator.com.au/2022/11/wots-in-the-shots/

[249] https://pubs.acs.org/doi/10.1021/acsbiomaterials.0c01663#:~:text=Graphene%20oxide%20(GO)%20has%20broad,and%20antimicrobial%20properties%20of%20composites.

[250] La grafite è un minerale che rappresenta uno degli stati allotropici del carbonio.

e le proprietà antimicrobiche dei compositi. In virtù di queste sue caratteristiche, in molti sostengono che l'ossido di grafene abbia un grande potenziale per applicazioni biomediche perché generalmente biocompatibile, bioriassorbibile e con un basso rischio di rigetto immunitario; inoltre i suoi compositi elettrofilati[251] possono imitare la struttura della matrice extracellulare.

In uno studio[252] del maggio 2021 si scrive che «gli allotropi[253] (elementi che possono assumere forme diverse) di carbonio desiderabili come l'ossido di grafene sono entrati nel campo con diverse applicazioni biomediche, grazie alle loro eccezionali caratteristiche fisico-chimiche e biologiche (…) Studi recenti si sono concentrati sui materiali basati su ossido di grafene (GOBM, ovvero *GO-based materials*) piuttosto che sul grafene». Si specifica, inoltre che «le principali sfide associate all'utilizzo dei GOBM sono: la tossicità, la mancanza di un meccanismo dettagliato delle loro caratteristiche biologiche e la spiegazione del percorso biologico (che non è stato ancora chiarito in profondità)» e che «la tossicità a lungo termine dei GOBM, nota come ostacolo primario, ha dati sperimentali limitati e sono necessarie ulteriori ricerche per indagare sui loro effetti».

---

[251] L'elettrofilatura è un efficace processo produttivo elettrodinamico utilizzato sia industrialmente sia a livello di ricerca laboratoriale per la produzione di fibre con diametri estremamente ridotti, tipicamente inferiori al micron, fino a pochi nanometri.
[252] https://www.ncbi.nlm.nih.gov/pmc/articles/PMC8143506/
[253] https://www.treccani.it/vocabolario/allotropo/

A proposito della tossicità delle nanoparticelle della famiglia del grafene, uno studio[254] cinese del 2016 spiega: «il grafene, che è isolato dalla grafite cristallina, è un monostrato piatto composto da fogli bidimensionali dello spessore di un singolo atomo di un reticolo a nido d'ape disposto in modo esagonale» e che «i nanomateriali della famiglia del grafene (GFN) – ampiamente utilizzati in molti campi – (...) possono esercitare diversi gradi di tossicità negli animali o nei modelli cellulari seguendo diverse vie di somministrazione e penetrando attraverso le barriere fisiologiche e vengono distribuiti nei tessuti o localizzati nelle cellule, prima di essere espulsi dai corpi».

Senza entrare troppo nello specifico, è importante sapere che esistono «vari fattori che determinano la tossicità dei GFN – tra cui le vie di somministrazione. Inoltre, sono stati rivelati diversi meccanismi tipici alla base della tossicità GFN, ad esempio: distruzione fisica, stress ossidativo, danno al DNA, risposta infiammatoria, apoptosi, autofagia e necrosi».

Si conclude dicendo che «attualmente, la maggior parte degli esperimenti si è concentrata sulla tossicità dei GFN nei polmoni e nel fegato. Pertanto, gli studi sulle lesioni cerebrali o sulla neurotossicità meritano maggiore attenzione in futuro. Molti esperimenti hanno dimostrato che i GFN hanno effetti collaterali

---

254

https://particleandfibretoxicology.biomedcentral.com/articles/10.1186/s12989-016-0168-y tossici in molte applicazioni biologiche, ma è urgente lo studio approfondito dei meccanismi di tossicità».

Lo scopo dello studio cinese è quello di «fornire suggerimenti per migliorare la sicurezza biologica dei GFN così da agevolarne una più ampia applicazione». Si precisa che «i GFN penetrano attraverso le barriere fisiologiche o le strutture cellulari attraverso diverse modalità di esposizione o vie di somministrazione ed entrano nel corpo o nelle cellule, provocando infine tossicità in vivo e in vitro. Le diverse vie di somministrazione e i percorsi di ingresso, la diversa distribuzione ed escrezione dei tessuti, nonché i vari modelli e posizioni di assorbimento cellulare possono determinare il grado di tossicità dei GFN; quindi, chiarirli può essere utile per comprendere meglio le leggi dell'insorgenza e dello sviluppo della tossicità dei GFN».

Se ne deduce che le criticità nell'utilizzo biomedico dell'ossido di grafene sono ampiamente riconosciute dalla comunità scientifica internazionale.

Per capire come queste problematiche riguardino il vaccino Covid, dobbiamo tornare all'articolo di Weisser.

Negli Stati Uniti, i CDCs hanno specificamente affermato che tutti i vaccini Covid-19 sono privi di «metalli, come ferro, nichel, cobalto, litio e leghe di terre rare» e di «prodotti fabbricati come microelettronica, elettrodi, nanotubi di carbonio e semiconduttori a nanofili». Non figurando in questo elenco, nulla attesta che sia impossibile rilevare ossido di grafene all'interno dei vaccini mRNA.[255]

Tuttavia, il dottor David Nixon[256] (laureato in Medicina e Chirurgia presso l'Università di Otago e con uno speciale interesse per le malattie cardiovascolari) analizzando una goccia di vaccino ha notato strane strutture meccaniche che all'inizio sembravano immobili, ma quando il medico ha utilizzato la fotografia timelapse per condensare 48 ore di filmati in due minuti, ha mostrato quelli che sembrano essere bracci meccanici che assemblano e smontano strutture rettangolari luminose che sembrano circuiti e microchip. Questi non sono i "prodotti fabbricati" menzionati dal CDC, perché si costruiscono e si decostruiscono da soli, ma la formazione dei cristalli sembra essere stimolata dalla radiazione elettromagnetica e si interrompe quando il vetrino con il vaccino è schermato da una sacca di Faraday[257].

Secondo la Commissione Europea, i nanomateriali[258] possono essere naturali, incidentali o ingegnerizzati e contenenti particelle

---

[255] Sezione 'Ingredients that are NOT used in COVID-19 vaccines' del report consultabile sul sito web di Pfizer:
Pfizer-BioNTech COVID-19 Vaccine (also known as COMIRNATY) Overview and Safety (Updated Nov. 19, 2021)
[256] https://www.doctorsfind.com.au/doctors/doctors/qld/gumdale/dr-david-nixon/30534
[257] Con 'gabbia di Faraday' si intende qualunque sistema costituito da un contenitore in materiale elettricamente conduttore in grado d'isolare l'ambiente interno da un qualunque campo elettrostatico presente al suo esterno, per quanto intenso questo possa essere.
[258] https://www.issalute.it/index.php/la-salute-dalla-a-alla-z-menu/n/nanomateriali#:~:text=In%20particolare%2C%20i%20nanomateriali%20sono,resistenza%20alla%20penetrazione%20dell'acqua.

allo stato libero, aggregato o agglomerato e in cui, per almeno il 50% delle particelle nella distribuzione dimensionale numerica, una o più dimensioni esterne siano comprese nell'intervallo tra 1 nm e 100 nm (1 nanometro (nm) = 1 miliardesimo di metro); tuttavia, secondo alcuni le dimensioni non sono l'aspetto più importante e la definizione dovrebbe concentrarsi sulle proprietà innovative che le nanoparticelle possiedono.

I nanomateriali ingegnerizzati, sono prodotti intenzionalmente modificati in laboratorio per scopi scientifici e industriali e hanno una composizione chimica ben definita. Inoltre, essi hanno proprietà fisiche, chimiche, elettriche e meccaniche uniche, che si modificano man mano che diminuiscono le dimensioni. Sono, infatti, ampiamente utilizzati nei sistemi di somministrazione dei vaccini perché i possono rendere l'antigene del vaccino a lunga durata d'azione.[259] Due vaccini (Pfizer e Moderna) autorizzati dall'FDA e dall'EMA) utilizzano NP (nanoparticelle) lipidiche (LNP) per trasportare l'mRNA che codifica per la proteina spike di SARS-CoV-2. A causa delle dimensioni dei nanovettori (NC), solitamente tra 50 e 200 nm, la formulazione completa viene generalmente definita nanovaccino (NV). L'NC nella formulazione contribuisce alle proprietà immunomodulatorie complessive del vaccino stesso, oltre alla consegna e alla protezione del carico.[260]

---

[259] https://www.ncbi.nlm.nih.gov/pmc/articles/PMC6415012/
[260] https://www.nature.com/articles/s41565-022-01129-w

La grafite, dalla cui ossidazione si ricava l'ossido di grafite, rientra nella lista delle nanoparticelle pubblicata sul sito dell'ISS.[261] Si specifica inoltre che «la nanotossicologia è la disciplina che studia gli effetti dei nanomateriali sugli organismi viventi» e che «i nanomateriali, che entrano nell'organismo attraverso diverse vie, possono essere assorbiti, distribuiti e trasformati (metabolizzati); numerosi studi hanno evidenziato la presenza di nanomateriali nei polmoni, nel fegato, nei reni, nel cuore, negli organi riproduttivi, nel cervello, nella milza, nello scheletro, nei tessuti molli e nel feto». Si conclude dicendo che «nonostante siano stati prodotti numerosi risultati sui potenziali rischi dei nanomateriali per la salute umana, a causa della complessità del problema questi risultano spesso contraddittori. L'approccio tuttora utilizzato per una valutazione dei potenziali effetti è quello caso per caso».

Se ne deduce che seppur i rischi per la salute siano palesi, l'utilizzo di nanomateriali non è affatto vietato in biomedicina, ma anzi: sono in molti a investire sulla ricerca, nel tentativo di sfruttare questa tecnologia al fine di creare farmaci sempre più efficienti. Infatti, la dimensione globale del mercato delle nanotecnologie è stata valutata 1,76 miliardi di dollari nel 2020 e si prevede che raggiungerà i 3,63 miliardi di dollari entro il 2030, registrando un CARG (tasso di crescita di crescita dei ricavi) del 36,4% dal 2021 al 2030.[262]

---

[261] https://www.issalute.it/index.php/la-salute-dalla-a-alla-z-menu/n/nanomateriali#:~:text=In%20particolare%2C%20i%20nanomateriali%20sono,resistenza%20alla%20penetrazione%20dell'acqua.
[262] https://www.alliedmarketresearch.com/nanotechnology-market

Secondo Weisser, evidenze simili a quelle riscontrate dal dottor Nixon si trovano anche nelle indagini effettuate da team neozelandesi, tedeschi, spagnoli e sudcoreani.

Nixon ha successivamente condiviso le sue ricerche con la dottoressa Wendy Hoy[263] (professoressa di medicina e direttrice del *Centre for Chronic Disease* dell'Università del Queensland), la quale che ha invitato il governo australiano e le sue autorità sanitarie a spiegare l'apparente formazione spontanea di chip e circuiti nei vaccini a mRNA. Secondo Hoy, inoltre, le nanoparticelle rilevate al microscopio stanno indubbiamente contribuendo alla scarsa erogazione di ossigeno ai tessuti e agli eventi di coagulazione (inclusi infarti e ictus) e si domanda perché non sia in corso un'indagine autoptica sistematica sui decessi, atta a indagare il ruolo del vaccino nel drammatico aumento della mortalità in Australia.

Secondo i dati dell'*Australian Bureau of Statistics* i decessi avvenuti entro il 30 settembre 2022 sono stati il 16,0% in più rispetto alla media storica.[264]

Un eccesso di mortalità verrà rilevato anche in altri Paesi, ma di questo mi occuperò più avanti.

L'articolo pubblicato su The Spectator riporta anche un interessante studio[265] italiano effettuato da un gruppo di medici, guidato da

---

[263] https://researchers.uq.edu.au/researcher/1145
[264] https://www.abs.gov.au/statistics/health/causes-death/provisional-mortality-statistics/latest-release
[265] https://nouveau-monde.ca/wp-content/uploads/2022/08/rapport-italie.pdf

Riccardo Benzi Cipelli (laureato in medicina e chirurgia presso l'Università degli Studi di Pavia), che ha analizzato il sangue di oltre 1.000 persone (di età compresa tra i 15 e gli 85 anni) un mese dopo la vaccinazione e che erano state sottoposte a test perché avevano manifestato effetti collaterali. Più del 94%[266] presentava: globuli rossi deformati, conte ridotte e raggruppamenti attorno a oggetti estranei luminescenti che attiravano anche grappoli di fibrina (una proteina plasmatica che partecipa alla formazione dei coaguli di sangue). Alcuni degli oggetti estranei punteggiavano il sangue come una notte stellata e si auto assemblavano in strutture cristalline e in altri in rami sottili e cavi.

Secondo Franco Giovannini (membro del team) quelle disastrose alterazioni rilevate nel sangue non hanno precedenti, e riguardo la loro natura ipotizza un *Effetto Rouleaux*, con cui si definisce l'impilamento dei globuli rossi. La causa, secondo il medico, sarebbe da attribuirsi ai cosiddetti "grafene *quantum dots*"[267]. I ricercatori ritengono che il sangue danneggiato stia contribuendo ai disturbi della coagulazione post-vaccino, che a loro volta contribuiscono all'aumento dei tumori maligni; mentre i materiali della famiglia del grafene sono associati a stress ossidativo, danni al DNA, infiammazione e danni a quelle parti del sistema immunitario che

---

[266] Dei 1.006 soggetti analizzati, solo 58 (27 maschi e 31 femmine), pari al 6% del totale, presentavano
un quadro ematologico completamente normale all'analisi microscopica del sangue in un campo scuro dopo la vaccinazione con Moderna o Pfizer.
[267] I *quantum dot* sono piccolissimi cristalli di dimensioni nanometriche formati da materiali semiconduttori.

sopprimono i tumori, come evidenziato nello studio cinese sopraccitato.

Dunque, se alcuni medici hanno il sospetto che le nanoparticelle all'interno dei vaccini mRNA possano essere composte da ossido di grafene, in uno studio[268] datato agosto 2022 si parla ufficialmente di nanoparticelle lipidiche (LNP) usate come trasportatori nei vaccini mRNA. Tuttavia, come abbiamo visto, l'ossido di grafene – seppur con limiti riguardanti la sua sicurezza – è universalmente riconosciuto come il miglior conduttore di farmaci in quanto ultrasottile, resistente e flessibile. Mentre i liposomi convenzionali vengono facilmente rimossi dal sangue, secondo i ricercatori esiste solamente un particolare enzima presente nel corpo umano in grado di smaltire l'ossido di grafene (denominato mieloperossidasi, MPO) in grado di degradare – in modo difensivo[269] – il grafene. Questo enzima è presente nei polmoni e viene rilasciato dai neutrofili, cellule responsabili dell'eliminazione dei corpi estranei[270].
Quindi, perché avvenga la biodegradazione dell'ossido di grafene – così che non permanga nell'organismo umano – è necessario che esso passi per i polmoni.

È inevitabile, dunque, porsi una domanda: lo smaltimento dell'ossido di grafene può danneggiare il tessuto polmonare?

---

[268] https://www.ncbi.nlm.nih.gov/pmc/articles/PMC9238147/
[269] https://pubmed.ncbi.nlm.nih.gov/34859964/
[270] https://pubmed.ncbi.nlm.nih.gov/25959808/

A questo quesito risponde uno studio[271] del settembre 2022 che mira a valutare la genotossicità in vivo dell'ossido di grafene. Si spiega, infatti, che «nel valutare l'impatto cronico della GO dopo esposizione ripetuta, solo un'alta dose di LGO ha indotto danni al DNA a lungo termine nell'epitelio alveolare polmonare». In conclusione si è dimostrato che «un'esposizione ripetuta rispetto a una singola esposizione causa infiammazione polmonare persistente».

Se futuri studi clinici dimostrassero che i vaccini Covid contengono ossido di grafene si potrebbe ipotizzare che i sintomi specifici attribuiti al *Long Covid*[272], come fame d'aria (dispnea) e tosse persistente, potrebbero essere attribuiti a una dose eccessiva di GO. Inoltre, uno studio[273] del 2014 ha analizzato la risposta dei microRNA al trattamento in vitro con ossido di grafene nelle cellule di adenocarcinoma polmonare, rilevando che «la GO si deposita prevalentemente nel polmone (precisamente nel citosol, nei mitocondri, nel reticolo endoplasmatico e nel nucleo delle cellule)» e che «l'esposizione a GO in concentrazioni superiori a 50 mg/L ha provocato una grave riduzione della vitalità cellulare, l'induzione della perdita di lattato deidrogenasi, la produzione di specie reattive dell'ossigeno e l'apoptosi e la deregolazione del ciclo cellulare».

---

[271]
https://particleandfibretoxicology.biomedcentral.com/articles/10.1186/s12989-022-00502-w
[272] https://www.humanitas.it/news/long-covid-che-cose-e-quali-sono-i-sintomi/
[273] https://pubs.acs.org/doi/abs/10.1021/nn4065378

Se ne deduce che utilizzare l'ossido di grafene in un eventuale vaccino per curare il cancro ai polmoni potrebbe risultare addirittura fatale per il paziente.

È importante porsi anche un'altra domanda: nel tempo che trascorre tra l'inoculazione nel corpo umano e lo smaltimento, l'ossido di grafene può danneggiare l'organismo? Purtroppo la risposta ancora non esiste perché, come precedentemente detto, non è stato ancora chiarito in profondità il percorso biologico della GO.

Tuttavia, uno studio[274] del 2015 ha dimostrato che «esponendo a ossido di grafite la divisione cellulare della *Chlorella vulgaris*[275] si è rilevata un'inibizione dei tassi di divisione cellulare».

Ad ogni modo, è innegabile che l'Unione Europea riponga grandi speranze nell'utilizzo biomedico dell'ossido di grafene visto che nel 2013, con un budget di 1 miliardo di euro, ha fondato il progetto di ricerca *Graphene Flagship*. Sul sito web, al punto 1 si specifica che «nessun tipo di grafene o materiale a base di grafene è incluso negli elenchi degli ingredienti di nessuno dei vaccini Covid-19 autorizzato per uso clinico in Europa» e che «molti *fact-checker service providers* hanno eseguito le loro ricerche indipendenti per confermare il punto uno»[276].

---

[274] https://pubs.acs.org/doi/abs/10.1021/acs.est.5b02102
[275] La *Chlorella vulgaris* è una microalga verde nella divisione *Chlorophyta* ricca di proteine e viene utilizzato principalmente come integratore alimentare in Giappone.
[276] https://graphene-flagship.eu/research/health-and-safety/fact-sheet-graphene-and-medicinal-products/

Dei *fact-checker*, di come e per conto di chi essi agiscono parlerò più avanti.

## Freedom of Information request on the ingredients in the Pfizer COVID-19 vaccination (FOI 22/403)[277]: ingredienti del vaccino e altre informazioni.

Il 31 maggio 2022, a seguito di una richiesta inoltrata tramite lo strumento del FOIA, il governo del Regno Unito ha rilasciato alcune informazioni riguardanti il vaccino prodotto da Pfizer.

Nelle prossime righe esaminerò alcune delle informazioni più interessanti che sono state pubblicate.

Il compendio messo a disposizione degli operatori sanitari divide le reazioni avverse post inoculazione in: molto comuni ($\geq 1/10$), comuni ($\geq 1/100$ to $<1/10$), non comuni ($\geq 1/1,000$ to $<1/100$), rari ($\geq /10,000$ to $<1/1,000$) e molto rari ($<1/10,000$).

Nell'elenco riguardante gli effetti collaterali non comuni, che tuttavia posso manifestarsi addirittura in 1 individuo su 100, quello più importante è la linfadenopatia ovvero l'ingrossamento dei linfonodi (annoverata tra i disturbi del sistema linfatico e del sangue); in quelli rari, che possono manifestarsi fino a 1 persona su

---

[277] https://www.gov.uk/government/publications/freedom-of-information-responses-from-the-mhra-week-commencing-21-february-2022/freedom-of-information-request-on-the-ingredients-in-the-pfizer-covid-19-vaccination-foi-22403

1000, viene segnalata la paralisi facciale periferica acuta (un disturbo del sistema nervoso).

In generale, la linfadenopatia può essere il sintomo di una banale infezione batterica, ma anche dello sviluppo di una malattia autoimmune o della presenza di un tumore. Torna quindi il dubbio che il sistema immunitario possa risultare danneggiato dalla vaccinazione, con conseguenze anche gravi, in 1 persona su 100.

Alcuni medici ipotizzano che gli effetti avversi potrebbero essere causati dalle nanoparticelle (LNP)[278] contenute nei sieri.

Per quanto riguarda le LNP, nel report si specifica che «una volta che le particelle lipidiche sono state assorbite dalle cellule del vaccinato, e l'RNA rilasciato, vengono scomposte dalla cellula ospite e quindi espulse in modo innocuo dal corpo».

Tuttavia, bisogna sottolineare che se in un vaccino comune gli ingredienti del siero rimangono nel sito di iniezione, questo non accade per i sieri Covid; quindi, il richiedente domanda quali possono essere le conseguenze del fatto che le nanoparticelle lipidiche contenute nei sieri mRNA possano entrare nel flusso sanguigno. La risposta data è semplice e la spiegherò più avanti nel testo.

La lista degli eccipienti del siero[279] è breve e qui mi concentrerò sui due lipidi che fanno da contenitori che conducono le nanoparticelle

---

[278] LNP significa *lipid nanoparticles*.
[279] Comirnaty eccipienti: polietilenglicole/macrogol (PEG) come parte di ALC-0159, ALC-0315 = (4-idrossibutil) azanediil) bis (esano-6,1-diil)bis(2-esildecanoato), ALC-0159 = 2-[( polietilenglicole)-2000]-N,N-

fondamentali (che vi si formano all'interno) e che sono fondamentali per l'efficacia del vaccino: ALC-0315 e ALC-0159.

Entrando nello specifico, la Sintesi del rapporto di valutazione pubblica per il vaccino Covid-19 Pfizer-BioNTech[280] spiega che l'ALC-0315 è il componente lipidico cationico funzionale del prodotto farmaceutico; incorporato in nanoparticelle lipidiche, esso aiuta a regolare il rilascio endosomiale[281] dell'RNA. Durante la produzione di prodotti farmaceutici, l'introduzione di una soluzione acquosa di RNA in una miscela lipidica etanolica contenente ALC-0315 a un ph specifico porta a un'interazione elettrostatica tra la spina dorsale dell'RNA caricata negativamente e il lipide cationico caricato positivamente. Questa interazione elettrostatica porta all'incapsulamento della sostanza farmaceutica RNA con conseguente formazione di particelle. Una volta che la nanoparticella lipidica viene assorbita dalla cellula, il basso ph dell'endosoma rende l'LNP fusogenico e consente il rilascio dell'RNA nel citosol.

La funzione primaria del lipide PEGilato ALC-0159, invece, è quella di formare uno strato idrofilo protettivo che stabilizza stericamente

---

ditetradecilacetammide,1,2-Distearoil-sn-glicero-3-fosfocolina, colesterolo, cloruro di potassio, fosfato monobasico di potassio, cloruro di sodio, fosfato dibasico disodico diidrato, saccarosio, acqua per preparazioni iniettabili.

[280] https://www.gov.uk/government/publications/regulatory-approval-of-pfizer-biontech-vaccine-for-covid-19/summary-public-assessment-report-for-pfizerbiontech-covid-19-vaccine

[281] L'endosoma è un corpo vescicolare, presente nella cellula, il cui compito è quello di partecipare all'endocitosi, ovvero al meccanismo cellulare che permette il transito attraverso la membrana di macromolecole e corpuscoli, le cui dimensioni non consentono l'ingresso attraverso i meccanismi del trasporto di membrana.

l'LNP, che contribuisce alla stabilità di conservazione e riduce il legame non specifico alle proteine. Poiché un contenuto di PEG più elevato può ridurre l'assorbimento cellulare e l'interazione con la membrana endosomiale, il contenuto di PEG è controllato.

È d'obbligo riportare la definizione del nome chimico del Comirnaty in inglese, per meglio spiegare in cosa consista esattamente l'mRNA contenuto nel siero: «*messenger RNA (mRNA), 5'-capped, is an encoding a full-length, codonoptimised pre-fusion stabilised conformation variant (K986P and V987P) of the SARS-CoV-2*»[282].

La parola *Codonoptimised* (ottimizzazione del codone) si riferisce agli approcci sperimentali progettati per migliorare la composizione del codone di un gene ricombinante sulla base di vari criteri, senza alterare la sequenza degli amminoacidi[283].

Semplificando si può dire che le nanoparticelle lipidiche (LPN) contengono la codifica di una variante di conformazione stabilizzata pre-fusione a lunghezza intera, a codice ottimizzato – ovvero ingegnerizzato – del SARS-CoV-2 e la trasportano fin dentro le cellule.

Come si può facilmente intuire, il punto non è il mero smaltimento delle LPN, ma quello delle LPN contenenti filamenti di mRNA

---

[282] https://www.gov.uk/government/publications/regulatory-approval-of-pfizer-biontech-vaccine-for-covid-19/summary-public-assessment-report-for-pfizerbiontech-covid-19-vaccine

[283] https://www.ncbi.nlm.nih.gov/pmc/articles/PMC4253638/#:~:text=a%20polypeptide%20chain-,Codon%20optimization,by%20more%20than%20one%20codon.

ingegnerizzati. Se una risposta a questa domanda esiste, io non l'ho rintracciata in alcun documento ufficiale.

Ad ogni modo, ogni singola richiesta di chiarimenti in merito a specifiche questioni riguardanti i vaccini vengono demandate alla lettura del "Rapporto di valutazione pubblica" (PAR), formulato dall'MHRA e dall'EMA.[284]

Nel *Public Assessment Report Authorisation for Temporary Supply*[285] dell'MHRA si fa effettivamente riferimento alle LPN alla voce "*excipient*" a pagina 10, ma l'unica risposta in merito alla sicurezza delle nanoparticelle è la seguente: «i controlli in atto per gli eccipienti sono ritenuti idonei per questa applicazione». Ulteriori controlli rimandano agli *Independent Batch testing* svolti dagli *Official Medicines Control Laboratory* (OMCLs) ai quali ho precedentemente fatto cenno[286].

Come già precisato, l'OMCL per l'Italia è l'Istituto Superiore di Sanità (ISS) e le sue funzioni sono quasi interamente racchiuse nel Centro Nazionale per il Controllo e la Valutazione dei Farmaci (CNFC) – il cui funzionamento è gestito in concorso con l'EDQM, operante nell'area del Consiglio d'Europa[287].

---

[284] https://www.ema.europa.eu/en/medicines/human/EPAR/comirnaty

[285] https://assets.publishing.service.gov.uk/government/uploads/system/uploads/attachment_data/file/1112667/COVID-19_mRNA_Vaccine_BNT162b2__UKPAR___PFIZER_BIONTECH_ext_of_indication_11.6.2021.pdf

[286] Vedi il paragrafo intitolato 'L'*Official Medicine Control Laboratory* (OMCL)' a pagina 13.

[287] https://www.iss.it/web/iss-en/official-laboratory-for-the-control-of-medicines-for-italy

In data 6 febbraio 2023 la direttrice del CNFC (dottoressa Cristina Chelucci) ha risposto a una mia mail nella quale chiedevo se fosse possibile visionare eventuali studi indipendenti effettuati sul vaccino per il Covid dal centro che dirige. Chelucci mi ha suggerito di prendere visione delle procedure di valutazione scientifica pre e post autorizzazione dei medicinali sul sito web dell'EMA (*Marketing authorisation*)[288], specificando che esse sono le stesse applicate dal CNFC.

La mia domanda, dunque, non ha trovato risposta. A tutt'oggi non mi è possibile dire se il CNFC abbia effettivamente svolto delle proprie ricerche riguardanti la sicurezza dei sieri, né se queste stesse siano secretate. Sono ancora in attesa di risposta alla mia istanza di Accesso Civico semplice, inoltrata il 15/02/23 e recepita il 21/02/23 dal capo dell'Ufficio Controllo Interno Trasparenza e Integrità.

Per finire, MHRA britannica sottolinea che gli effetti collaterali del vaccino segnalati tramite il programma *Yellow Card* non sono comprovati, perché «alcuni di essi avrebbero potuto verificarsi indipendentemente dalla vaccinazione», soprattutto in virtù del fatto che moltissimi vaccinati sono anziani e soggetti affetti da malattie pregresse.

---

[288] https://www.ema.europa.eu/en/human-regulatory/marketing-authorisation

Dunque, il governo del Regno Unito liquida in poche, sterili righe l'importante questione relativa agli eventi avversi occorsi in migliaia di persone in seguito alla vaccinazione.


**Eventi avversi, reazioni avverse ed effetti indesiderati.**

Secondo l'Agenzia italiana del farmaco (AIFA) è da considerarsi evento avverso un qualsiasi episodio sfavorevole che si verifica dopo la somministrazione di un farmaco o di un vaccino, ma che non è necessariamente causato dall'assunzione del farmaco o dall'aver ricevuto la vaccinazione. Una reazione avversa, invece, è una risposta nociva e non intenzionale a un farmaco o a una vaccinazione per la quale è possibile stabilire una relazione causale con il farmaco o la vaccinazione stessa. Per distinguere, quindi, se siamo di fronte a un evento avverso o a una reazione avversa non è sufficiente che l'evento si sia verificato a breve distanza dalla vaccinazione o dall'assunzione del farmaco, ma bisogna valutare se è possibile risalire a una causa legata al prodotto medicinale.
Un effetto indesiderato è un effetto non intenzionale connesso alle proprietà del farmaco o del vaccino che non è necessariamente nocivo ed è stato osservato in un certo numero di persone. Si tratta

quindi di un possibile effetto noto, verificatosi nel corso del tempo e considerato accettabile[289].

Leggendo queste definizioni, si può facilmente comprendere perché il WHO parli di *adverse event* – piuttosto che di reazione avversa – in riferimento all'insorgenza di miocardite, pericardite e sindrome infiammatoria multisistemica in alcuni soggetti vaccinati[290]. Ciò che il WHO vuole comunicare è chiaro: possono insorgere problematiche in seguito alla vaccinazione, ma esse non sono necessariamente causate dal siero. Questo accade perché, come abbiamo visto alla fine del precedente paragrafo, è molto difficile dimostrare una correlazione tra i vaccini e una malattia insorta in seguito alla loro somministrazione.

L'introduzione del rapporto[291] dell'AIFA sulla sorveglianza dei vaccini Covid-19 che va da fine dicembre 2020 a fine settembre 2021, esordisce così: «nessun prodotto medicinale può essere mai considerato esente da rischi (…) Ognuno di noi, quando decide di servirsi di un farmaco o di sottoporsi a una vaccinazione, dovrebbe avere presente che quello che sta facendo è bilanciare i benefici con i rischi. Verificare che i benefici di un vaccino siano superiori ai rischi e ridurre questi al minimo è responsabilità delle autorità

---

289

https://www.aifa.gov.it/documents/20142/1315190/Rapporto_sorveglianza_vaccini_COVID-19_9.pdf

[290] file:///C:/Users/alice/Desktop/WHO-2019-nCoV-vaccines-SAGE-recommendation-BNT162b2-2022.2-eng.pdf

291

https://www.aifa.gov.it/documents/20142/1315190/Rapporto_sorveglianza_vaccini_COVID-19_9.pdf sanitarie che regolano l'immissione in commercio dei prodotti medicinali».

Per assolvere alla funzione di farmacovigilanza, l'AIFA spiega che «indagare ogni evento che compare dopo una vaccinazione serve a raccogliere quante più informazioni possibili e ad aumentare la possibilità di individuare gli eventi davvero sospetti, di cui è importante capire la natura, o che non sono mai stati osservati in precedenza, con l'obiettivo di accertare se esiste un nesso causale con la vaccinazione». Al dì là delle buone intenzioni, bisogna domandarsi come questo possa accadere se i medici stessi si dimostrano spesso riluttanti a certificare questo tipo di corrispondenza.

Parlando di numeri, su 84.010.605 dosi inoculate (delle quali il 71,2% erano del Comirnaty di Pfizer) alla fine di settembre 2021 le segnalazioni relative a sospette reazioni avverse sono state 101.130 (delle quali il 69% del vaccino di Pfizer). Il numero pare esiguo, ma bisogna sottolineare che il 14,4% delle reazioni avverse sono state considerate gravi[292].

Il tasso di segnalazione[293] totale è stato mediamente di 120 ogni 100.000 dosi somministrate (0,12%). Tuttavia, si deve ricordare

---

[292] Un evento è sempre considerato grave se causa ospedalizzazione, pronto soccorso, pericolo immediato di vita, invalidità, anomalie congenite, decesso, altra condizione clinicamente rilevante.

[293] Il tasso di segnalazione è il rapporto fra il numero di segnalazioni inserite nel sistema di Farmacovigilanza rispetto al numero di dosi somministrate, al momento dell'estrazione dei dati. Questo valore viene riportato come numero di segnalazioni che si osservano ogni 100.000 dosi somministrate, in

ancora una volta che secondo le stime dei VAERS americani viene segnalato meno dell'1% degli eventi avversi. Il 68% delle segnalazioni proviene da operatori sanitari, prevalentemente medici e farmacisti.

L'esito "decesso" è riportato in 608 delle segnalazioni gravi (al momento della segnalazione o come informazione acquisita successivamente al *follow-up*) e il tempo intercorrente tra la somministrazione e il decesso varia da poche ore fino a un massimo di 189 giorni (circa 6 mesi), ove riportato. Tuttavia, è bene sottolineare che l'AIFA specifica che in questo caso «il tasso di segnalazione è di 0,72/100.000 dosi somministrate (...) indipendentemente dal nesso di casualità». Questo significa che l'agenzia non conferma – e quindi neanche approfondisce – la correlazione tra vaccinazione e morte.

In Italia è la Rete Nazionale di Farmacovigilanza (RNF)[294] a garantire la raccolta, la gestione e l'analisi delle segnalazioni di sospette reazioni avverse a farmaci e vaccini (ADR[295]). Dal 2012 la nuova normativa[296] in materia di farmacovigilanza ha modificato la definizione di reazione avversa, intesa ora come "effetto nocivo e

---

maniera tale da ottenere una misura standardizzata e confrontabile del funzionamento del sistema.

[294] https://www.aifa.gov.it/rete-nazionale-di-farmacovigilanza

[295] http://www.farmacovigilanza.unina2.it/index.php?option=com_content&view=article&id=188&Itemid=615&lang=it#:~:text=Oggi%20la%20nuova%20normativa%20in,'uso%20di%20un%20medicinale%E2%80%9D.

[296] Regolamento UE 1235/2010 entrato in vigore il 2 luglio 2012 e Direttiva n. 2010/84/UE entrata in vigore 21 luglio 2012.

non voluto conseguente all'uso di un medicinale". Con tale definizione, che è indipendente dal tipo di uso del medicinale, tra le reazioni avverse oggetto di segnalazione figurano anche quelle derivanti da errore terapeutico, abuso, misuso, uso *off label*, sovradosaggio ed esposizione professionale[297].

Questa definizione seppur a una prima occhiata sembra offrire un maggiore margine di accoglienza degli effetti avversi, in realtà diluisce la responsabilità del produttore in una serie di errori accidentali non riconducibili agli eccipienti contenuti nel farmaco stesso.

Nel caso di una terapia genica che abbia ottenuto la semplice approvazione ad uso d'emergenza – decisa da agenzie governative quali FDA, EMA e AIFA – le eventuali reazioni avverse causate dal trattamento devono essere considerate effetti nocivi non voluti (come da definizione), oppure la loro commercializzazione è giuridicamente riconducibile a dolo eventuale[298]?

---

[297]

http://www.farmacovigilanza.unina2.it/index.php?option=com_content&view=article&id=188&Itemid=615&lang=it#:~:text=Oggi%20la%20nuova%20normativa%20in,'uso%20di%20un%20medicinale%E2%80%9D.

[298] Nel dolo eventuale il soggetto non è sicuro che l'evento non si verificherà e agisce accettando il rischio di cagionarlo.

**Vaccino e possibili danni al fegato: uno studio svedese.**

Una ricerca[299] del gennaio 2022 sulla trascrizione inversa intracellulare del siero mRNA di Pfizer nella linea cellulare del fegato umano ha dimostrato che «il vaccino BNT162b2 è in grado di entrare nella linea di cellule epatiche umane Huh7 in vitro. L'mRNA del siero viene retrotrascritto a livello intracellulare nel DNA fino a 6 ore dopo l'esposizione a BNT162b2». Si sottolinea che considerate le «segnalazioni di casi su individui che hanno sviluppato epatite autoimmune dopo la vaccinazione, vale la pena indagare se le cellule epatiche presentino anche la proteina spike SARS-CoV-2 derivata dal vaccino, che potrebbe potenzialmente rendere le cellule epatiche bersagli per le cellule T citotossiche reattive della proteina spike precedentemente innescate». Infine, si suggerisce di utilizzare modelli in vitro per futuri studi scientifici atti a «ottenere una migliore comprensione dei potenziali effetti di BNT162b2 sulla funzionalità epatica».

Le cellule T citotossiche sono come sentinelle perenni, capaci di riconoscere un nemico dopo anni e anni dal primo incontro e di montare in brevissimo tempo una risposta immunitaria che riattiva la produzione di anticorpi specifici; di conseguenza, il fatto che le cellule epatiche possano diventare bersaglio per le cellule T – a causa della presenza al loro interno della proteina spike del virus Covid

---

[299] https://www.mdpi.com/1467-3045/44/3/73?fbclid=PAAaZanoOMPtDa-N9C56_lpw5rKMuwu0aweYgveRCx7UpRtToXwaMEEb7nlcw

trasportata lì dal vaccino – significa che quelle stesse cellule potrebbero attaccare quelle sane del fegato.

Lo studio di questo potenziale problema non figura nei documenti attualmente resi pubblici della sperimentazione pre-commercializzazione di Pfizer.

### Encefalite necrotizzante multifocale: un caso clinico

Nell'ottobre 2022, il sito web MDPI[300] pubblica un articolo dell'Istituto di patologia Georg Schmorl dell'Ospedale municipale di Dresda-Friedrichstadt nel quale viene analizzato il caso di un uomo di 76 anni con malattia di Parkinson che è morto tre settimane dopo aver ricevuto la sua terza vaccinazione contro il COVID-19. Il paziente era stato vaccinato per la prima volta nel maggio 2021 con il vaccino vettoriale ChAdOx1 (AstraZeneca), seguito da due dosi del vaccino mRNA BNT162b2 (Pfizer) a luglio e dicembre 2021.

La famiglia del defunto aveva richiesto un'autopsia a causa di segni clinici ambigui prima della morte. Erano, infatti, evidenti segni di polmonite *ab ingestis*[301] e arteriosclerosi sistemica[302]. Tuttavia, le

---

[300] MDPI è un editore di riviste scientifiche fondato come archivio di campioni chimici, ora pubblica oltre 390 riviste *peer-reviewed* ad accesso aperto.

[301] La polmonite *ab ingestis* è una condizione clinica caratterizzata dallo sviluppo di un quadro polmonare scatenata da un'alterazione delle vie digestive.

[302] L'arteriosclerosi è una malattia cronica e progressiva dei vasi sanguigni che si manifesta in età adulta o avanzata ed è dovuta all'ispessimento e alla perdita di elasticità delle arterie determinando una diminuzione del flusso

analisi istopatologiche del cervello hanno portato alla luce risultati inaspettati, tra cui vasculite[303] acuta (prevalentemente linfocitaria) e encefalite necrotizzante[304] multifocale di eziologia sconosciuta con infiammazione pronunciata, inclusa reazione gliale e linfocitaria. Nel cuore, erano presenti segni di cardiomiopatia[305] cronica, lieve miocardite[306] linfoistiocitica acuta e vasculite[307].

Si specifica che «sorprendentemente, solo la proteina spike ma nessuna proteina nucleocapside è stata rilevata all'interno dei focolai di infiammazione sia nel cervello che nel cuore, in particolare nelle cellule endoteliali dei piccoli vasi sanguigni. Poiché non è stato possibile rilevare alcuna proteina nucleocapside, la presenza della proteina spike deve essere attribuita alla vaccinazione piuttosto che all'infezione virale».

Nelle conclusioni si spiega che «numerosi casi di encefalite ed encefalomielite sono stati segnalati in relazione ai vaccini Covid-19 basati sui geni, molti dei quali considerati causalmente correlati alla vaccinazione». Tuttavia, questo è il primo rapporto a dimostrare la presenza della proteina spike all'interno delle lesioni encefalitiche e

---

sanguigno che raggiunge le aree del corpo (tessuti) irrorate dall'arteria malata.

[303] La vasculite è un'infiammazione dei vasi sanguigni. Si verifica quando il sistema immunitario attacca i vasi sanguigni per sbaglio, che sia a causa di un'infezione o di un farmaco o di una qualsiasi altra malattia.

[304] L'encefalopatia necrotizzante acuta familiare è una malattia neurologica potenzialmente fatale, caratterizzata da lesioni neuropatologiche che interessano in particolare il tronco cerebrale, il talamo e il putamen.

[305] Una cardiomiopatia è una malattia primaria del muscolo cardiaco.

[306] La miocardite è un'infiammazione del miocardio con necrosi dei miociti cardiaci.

[307] La vasculite è un'infiammazione delle pareti dei vasi sanguigni.

ad attribuirla alla vaccinazione piuttosto che all'infezione. Questi risultati attribuiscono un ruolo causale dei vaccini Covid-19 basati sui geni al decesso di un vaccinato e questo approccio diagnostico è rilevante anche per il danno potenzialmente indotto dal vaccino ad altri organi.

**Vaccino e miocardite: il caso dell'*US Army*.**

Il 9 febbraio 2021 l'*Hickam 15th Medical Group* effettuò la prima vaccinazione di massa Covid-19 alla base militare *Pearl Harbor-Hickam*. I membri del servizio militare dovevano iniziare immediatamente a ricevere il vaccino[308].

Il 24 agosto 2020 un memorandum[309] del Segretario della Difesa rivolto al Pentagono sancì l'obbligo di vaccinazione per tutti gli appartenenti alla *US Army*, implementando il *DOD Immunization Program*[310] del 23 luglio, che offriva a tutti i membri del Dipartimento della Difesa la vaccinazione contro il Covid.

Il 3 novembre 2021, un articolo[311] pubblicato sul quotidiano *The Washington Times* riferiva che il tenente colonnello dell'esercito

---

[308] https://www.defense.gov/Multimedia/Photos/igphoto/2002583961/
[309] https://media.defense.gov/2021/Aug/25/2002838826/-1/-1/0/MEMORANDUM-FOR-MANDATORY-CORONAVIRUS-DISEASE-2019-VACCINATION-OF-DEPARTMENT-OF-DEFENSE-SERVICE-MEMBERS.PDF
[310]
https://www.esd.whs.mil/Portals/54/Documents/DD/issuances/dodi/620502p.pdf?ver=2019-07-23-085404-617
[311] https://www.washingtontimes.com/news/2021/nov/3/theresa-long-army-vaccine-whistleblower-testifies-/

Theresa Long (ufficiale per la sicurezza aerea e chirurgo di volo dell'esercito di stanza a Fort Rucker) parlando a una tavola rotonda di *Capitol Hill*[312] (ospitata dal senatore Ron Johnson del Wisconsin) aveva testimoniato (ai sensi del *Military Whistleblower Protection Act*[313]), affermando che le sue preoccupazioni sui vaccini erano state ignorate dai leader militari.

Long aveva deciso di mettere a terra i piloti vaccinati per monitorare i sintomi della miocardite (inclusa la stanchezza cronica) che avrebbe potuto causarne la morte per insufficienza cardiaca mentre erano in volo. In tal proposito affermò di aver fatto «numerosi sforzi per convincere i leader medici di alto livello a informare almeno i soldati di questo rischio» e che le sue preoccupazioni erano state ignorate. Il tenente colonnello aveva deciso di parlare dopo che i CDCs a giugno 2020 avevano annunciato una riunione di emergenza per discutere di una miocardite superiore al previsto nei giovani di età compresa tra 16 e 24 anni; inoltre, specificò che nonostante quell'annuncio i militari non avevano sospeso le vaccinazioni, ma anzi, le avevano affrettate.

---

[312] Capitol Hill è la sede del Governo degli Stati Uniti che ospita l'edificio con cupola del Campidoglio, il Senato, la Camera dei rappresentanti e la Corte Suprema.
[313] Il *Military Whistleblower Protection Act* (10 U.S.C. § 1034) vieta le ritorsioni contro un membro delle forze armate statunitensi che effettua, o è percepito come tale, una divulgazione protetta nell'ambito della legge a un destinatario governativo autorizzato.

In merito alla questione, i CDCs affermarono che i benefici della vaccinazione erano di gran lunga superiori i potenziali rischi di avere una rara reazione avversa.[314]

Tuttavia, da uno studio[315] del giugno 2021 che titola "Miocardite a seguito di immunizzazione con vaccini mRNA Covid-19 in membri delle forze armate statunitensi" risulta che «un totale di 23 pazienti di sesso maschile (di età media 25 anni) presentano insorgenza acuta di dolore toracico marcato entro 4 giorni dopo aver ricevuto il vaccino. Tutti i militari erano in precedenza sani con un alto livello di forma fisica: 7 di loro hanno ricevuto il vaccino di Pfizer e 16 quello di Moderna. (…) Tutti i pazienti avevano livelli di troponina cardiaca[316] significativamente elevati. Tra gli 8 pazienti sottoposti a risonanza magnetica cardiaca durante la fase acuta della malattia, tutti avevano risultati coerenti con la diagnosi clinica di miocardite».

In proposito, è bene citare uno studio[317] più ampio, pubblicato su JAMA Cardiology nell'aprile 2022, effettuato monitorando 23.122.522 residenti nordici ha mostrato «tassi più elevati di miocardite e pericardite entro 28 giorni dalla vaccinazione con vaccini mRNA SARS-CoV-2, rispetto a quelli non vaccinati». Inoltre, è emerso che «i rischi di miocardite e pericardite erano più

---

[314] https://www.al.com/news/2021/11/alabama-based-army-surgeon-says-she-warned-of-covid-vaccine-injuries-was-ignored.html
[315] https://jamanetwork.com/journals/jamacardiology/fullarticle/2781601
[316] La troponina è una proteina che nel nostro organismo è presente nei muscoli scheletrici e in quello cardiaco. Essa è coinvolta nei meccanismi di contrazione muscolare, l'esame ematico serve a misurare la sua concentrazione nel sangue e viene richiesto nel caso si sospetti un possibile danno al miocardio.
[317] https://jamanetwork.com/journals/jamacardiology/fullarticle/2791253

alti entro i primi 7 giorni dalla vaccinazione, che erano aumentati per tutte le combinazioni di vaccini a mRNA e che erano più pronunciati dopo la seconda inoculazione. Una seconda dose di mRNA-1273 (Moderna) presentava il rischio più elevato di miocardite e pericardite, con i giovani maschi di età compresa tra 16 e 24 anni che presentavano il rischio più elevato».

Nell'ottobre 2022 un aggiornamento alla guida della *Federal Aviation Administration* americana sulla certificazione medica per i piloti ha suscitato speculazioni sul motivo per cui vi è stata apportata una modifica. La FAA ha, infatti, ampliato i parametri[318] che utilizza durante lo screening dei piloti per una specifica condizione cardiaca (blocco AV di primo grado[319]), giustificando la decisione in risposta a nuove prove scientifiche sulla condizione da parte dei suoi consulenti di cardiologia e non, come sostenuto da alcuni, a causa delle reazioni avverse ai vaccini COVID-19.[320]

---

[318] https://www.faa.gov/about/office_org/headquarters_offices/avs/offices/aam/ame/guide/media/archives.pdf

[319] Il blocco atrioventricolare è la parziale o completa interruzione della trasmissione dell'impulso elettrico dagli atri ai ventricoli. In quello di primo grado l'intervallo PR è più lungo del normale (> 200 millisecondi).

[320] https://apnews.com/article/fact-check-faa-pilots-heart-covid-373861551871

### Anthrax vaccine e malattia del Golfo.

Un articolo[321] apparso sul sito web dell'Università del Minnesota il 28 ottobre 2004 diede notizia che secondo un giudice distrettuale degli Stati Uniti (Emmet G. Sullivan di Washington) l'FDA non aveva seguito le procedure adeguate nell'approvare l'uso del vaccino contro l'antrace, inoculato ai soldati americani dal 1998. Nelle motivazioni si spiegava che siccome quel siero equivaleva a un farmaco non approvato per l'uso previsto o a un nuovo farmaco sperimentale, il programma di vaccinazione era considerabile illegale, a meno che le iniezioni non fossero state volontarie o che il presidente rinunciasse al requisito del consenso informato. In sostanza, i soldati sarebbero stati obbligati a sottoporsi all'inoculazione del siero solamente su ordine del capo dello *US Department of Defense*. Una legge del 1998, infatti, vieta di costringere il proprio personale ad assumere nuovi farmaci sperimentali o farmaci non approvati per l'uso previsto.

Nonostante il dipartimento seguitasse ad affermare che il programma di immunizzazione contro l'antrace fosse conforme a tutti i requisiti legali e che il vaccino fosse sicuro, in seguito alla sentenza decise di sospendere la somministrazione delle vaccinazioni fino a quando la situazione legale non fosse stata chiarita.

---

[321] https://www.cidrap.umn.edu/anthrax/court-ruling-again-stops-anthrax-shots-us-soldiers#:~:text=US%20District%20Judge%20Emmet%20G,vaccine%20to%20prevent%20inhalational%20anthrax.

L'FDA rispose con una dichiarazione, basata sui risultati di un gruppo di esperti datata 1985, secondo la quale il vaccino era definito sicuro ed efficace per tutte le forme di antrace.

Dal 1998 al 2014 più di 1 milione di militari statunitensi (soprattutto quelli in servizio in Medio Oriente) hanno ricevuto l'*Anthrax vaccine*. A causa delle preoccupazioni per gli effetti collaterali, alcuni soldati avevano rifiutato i sieri ed erano stati puniti o costretti a lasciare l'esercito.

Uno studio[322] effettuato dalla facoltà di medicina dell'Università del Minnesota, pubblicato nel novembre 2019, ha indagato la *Gulf War Illness* (GWI)[323] – una malattia multisistemica ad eziologia sconosciuta che ha afflitto molti veterani della Guerra del Golfo del 1990-91 e che hanno subito un progressivo peggioramento della loro salute dopo la guerra – in rapporto alla vaccinazione contro l'antrace.

I risultati hanno documentano che gli effetti avversi del siero del sangue[324] dei malati sulle colture neurali erano dovuti, in parte, a patogeni persistenti derivati dal vaccino contro l'antrace. Questi agenti patogeni persistono nel sangue a causa dell'incapacità del corpo di produrre anticorpi, probabilmente per la mancata protezione dell'antigene leucocitario umano (HLA).

---

[322] https://www.jneurology.com/articles/anthrax-and-gulf-war-illness-gwi-evidence-for-the-presence-of-harmful-anthrax-antigen-pa63-in-the-serum-of-veterans-with-gwi.html

[323] In Italiano: malattia del Golfo

[324] Il siero del sangue è un liquido di colore giallastro; privato del fibrinogeno che rimane intrappolato nel coagulo sotto forma di fibrina, ha la stessa composizione del plasma sanguigno.

Dal 1998, l'*Institute of Medicine* (IOM)[325] della *National Academy of Sciences* (NAS) ha redatto decine di rapporti in merito alle cause dell'insorgenza della malattia del Golfo, molti dei quali si riferiscono al fatto che i veterani di quella guerra fossero stati esposti a un mix unico di pericoli mai sperimentati in precedenza; questi includevano: le pillole di bromuro di piridostigmina (somministrate per proteggere le truppe dagli effetti degli agenti nervini), le munizioni all'uranio impoverito, le vaccinazioni multiple simultanee tra cui antrace e botulino, il petrolio e il fumo emessi per mesi da centinaia di pozzi petroliferi in fiamme, l'uso diffuso di pesticidi per far fronte ai numerosi sciami di insetti e le microonde ad alta potenza utilizzate per interrompere le comunicazioni irachene[326].

Tuttavia, nel 2001 un articolo[327] del The Guardian spiegò molto chiaramente che alcuni scienziati avevano scoperto che i sintomi della GWI erano gli stessi per il personale di servizio che aveva ricevuto le iniezioni, indipendentemente dal fatto che avessero prestato servizio nel Golfo o meno. Il fattore comune per i 275.000 veterani britannici e statunitensi che si erano ammalati sembrava essere lo squalene, una sostanza presente in natura nel corpo umano la cui iniezione è illegale (in quanto le ricerche scientifiche su ratti e topi hanno indicato che possa provocare malattie autoimmuni) e il suo uso sotto forma di vaccino non è autorizzato per uso umano o veterinario.

---

[325] Attualmente chiamata *National Academy of Medicine (NAM)*.
[326] https://en.wikipedia.org/wiki/Gulf_War_syndrome
[327]

https://www.theguardian.com/environment/2001/jul/30/internationalnews

La dottoressa Pam Asa e il suo team della facoltà di medicina di Tulane in Louisiana, infatti, avevano testato più di 300 ex militari statunitensi che erano stati vaccinati per andare nel Golfo e il 95% è risultato positivo agli anticorpi contro lo squalene[328].

Asa ha affermato che, a suo avviso, che anche i veterani non schierati sul campo risultavano positivi allo squalene ed ha fornito prove conclusive che la vaccinazione fosse una causa principale della malattia. La dottoressa ha inoltre escluso le teorie ambientali alternative che si sono fatte strada come cause della sindrome della guerra del Golfo.

**Eccesso di mortalità.**

Secondo le statistiche provvisorie sulla mortalità dell'*Australian Bureau of Statistics*, nel 2022 i decessi avvenuti entro il 30 settembre e registrati entro il 30 novembre sono stati 144.650, ovvero 19.986 (+16%) in più rispetto alla media storica[329]. Nel dicembre 2021 il Paese aveva vaccinato il 90% della popolazione di età pari o superiore a 16 anni e aveva avviato il lancio dei richiami[330].

---

[328] https://pubmed.ncbi.nlm.nih.gov/12127050/
[329] https://www.abs.gov.au/statistics/health/causes-death/provisional-mortality-statistics/latest-release
[330] https://www.theguardian.com/australia-news/datablog/ng-interactive/2022/feb/21/covid-19-vaccine-rollout-australia-vaccination-rate-progress-how-many-people-vaccinated-percent-tracker-australian-states-number-total-daily-live-data-stats-updates-news-schedule-tracking-chart-percentage-new-cases-today

Durante la seconda metà del 2022, il numero settimanale di decessi negli Stati Uniti ha rappresentato un eccesso dal +5% al +12% rispetto alla mortalità prevista[331]. Nel febbraio 2023 l'81% degli statunitensi avrà ricevuto almeno una dose di vaccino[332].

Secondo l'Eurostat[333] l'eccesso di mortalità nell'UE è salito al +16% nel luglio 2022.[334] Al 21 settembre 2022 sono state distribuite nell'Unione Europea 901.080.189 dosi e il 73,3% della popolazione ha ricevuto un ciclo vaccinale completo[335].

L'*Office for National Statistics* britannico segnala che nel dicembre 2022, in Inghilterra sono stati registrati 49.339 decessi, dei quali 5.871 (+13,5%) al di sopra della media quinquennale di dicembre (dal 2016 al 2019 e 2021) e 3.432 decessi registrati in Galles, dei quali 482 (+16,3%) sopra la media di dicembre[336]. In data 11 settembre 2022 il 75% dei cittadini del Regno Unito sono completamente vaccinati[337].

Secondo i dati estrapolati dall'Ufficio federale di statistica tedesco (Destatis) nel novembre 2022, 92.954 persone sono morte in

---

[331] https://healthfeedback.org/what-can-explain-the-excess-mortality-in-the-u-s-and-europe-in-2022/#Excess

[332] https://ourworldindata.org/covid-vaccinations?country=~USA

[333] L'Eurostat è l'Ufficio statistico dell'Unione europea è una direzione generale della Commissione europea che raccoglie ed elabora dati provenienti dagli Stati membri dell'Unione europea a fini statistici.

[334] https://ec.europa.eu/eurostat/web/products-eurostat-news/-/ddn-20220916-1

[335] https://lab24.ilsole24ore.com/vaccinazioni-mondo/

[336] https://www.ons.gov.uk/peoplepopulationandcommunity/birthsdeathsandmarriages/deaths/bulletins/monthlymortalityanalysisenglandandwales/december2022

[337] https://ourworldindata.org/covid-vaccinations?country=GBR

Germania nell'ottobre 2022: 14.560 casi (ovvero il 19%) sono al di sopra della mediana degli anni dal 2018 al 2021 per quel mese[338].

All'inizio del 2023, il 76% della popolazione avrà ricevuto almeno una dose di vaccino[339].

In Italia i dati Istat hanno rilevato che nei primi 6 mesi del 2022 si sono registrati 357 mila decessi, ovvero il 6% in più rispetto alla media 2015-19. Nel febbraio 2023 l'81% della popolazione italiana avrà ricevuto un ciclo vaccinale completo[340].

A settembre 2022 in Egitto solamente il 48,2% delle persone ha ricevuto almeno una dose di vaccino[341] e il tasso di mortalità registrato nel Paese è risultato del -0.430%[342].

Nel FOI/2023/4762[343] si chiederà conto delle morti in eccesso nel Regno Unito dall'inizio della campagna vaccinale, sollecitando l'invio di un grafico che mostri tali decessi per stato di vaccinazione. Anche in questo caso la risposta non sarà risolutiva. Il governo, infatti, spiegherà che la pubblicazione è in via di aggiornamento a causa della necessità dei dati riguardanti il censimento del 2021 e che essi non possono nemmeno fornire i dati relativi alle morti in eccesso per stato di vaccinazione, poiché questi vengono calcolati rispetto alla media quinquennale.

---

[338] https://www.destatis.de/EN/Press/2022/11/PE22_480_126.html
[339] https://ourworldindata.org/covid-vaccinations?country=DEU
[340] https://www.istat.it/it/archivio/274010
[341] https://lab24.ilsole24ore.com/vaccinazioni-mondo/
[342] https://www.macrotrends.net/countries/EGY/egypt/death-rate
[343]
https://www.ons.gov.uk/aboutus/transparencyandgovernance/freedomofinformationfoi/excessdeathssincetheukcovid19vaccinationrollout

Il 27 ottobre 2021 l'europarlamentare Francesca Donato, durante un'interrogazione parlamentare alla Commissione europea riferì che uno studio tedesco[344] effettuato su 10 autopsie di persone vaccinate poco prima di morire, aveva ricondotto cinque dei decessi al vaccino per il Covid, ritenuto responsabile di un accumulo mai visto prima di linfociti[345] nei cuori, reni, fegati e milze dei cadaveri. Donato chiese alla Commissione di ritirare l'autorizzazione per l'uso in emergenza dei vaccini almeno per i soggetti di età inferiore ai 50 anni, per i quali i benefici apparivano limitati rispetto ai gravi rischi indotti dalla vaccinazione stessa. Stella Kyriakides, rispondendo a nome della Commissione, dichiarò che il rapporto rischio/beneficio rimaneva positivo.

Va detto che la società dei patologi tedeschi ha preso nettamente le distanze dallo studio sopracitato, in quanto esso non si sarebbe svolto a norma: ovvero, su casi con preparati istologici autoptici di qualità, analizzati con molteplici metodologie; con dati clinici completi e con adeguati gruppi di controllo; utilizzando una metodologia scientifica corretta che preveda la raccolta dei dati di osservazione in cieco; e attraverso la valutazione ottenuta con un adeguata analisi statistica[346].

---

[344] https://www.rainews.it/tgr/bolzano/video/2021/10/blz-enzian-no-vax-ricerca-tedesca-autopsie-unterholzner-mueller-8d328805-c76c-42ec-8ba4-9d476752d78a.html

[345] I linfociti sono cellule del sistema immunitario che sorvegliano l'organismo e attivano le difese contro microrganismi o cellule tumorali.

[346] https://www.ildolomiti.it/cronaca/2021/correlazione-vaccino-decessi-il-patologo-burkhardt-cerca-di-dimostrare-che-esiste-a-bolzano-lazienda-sanitaria-boccia-tutto-fake-news

Nonostante le numerose critiche rivolte allo studio tedesco, a tutt'oggi non esiste in merito alla questione nessuno studio pubblico condotto da agenzie governative che si occupano di farmacovigilanza.

È inoltre necessario aggiungere che, seppur condotto in maniera semplice, lo studio tedesco ci riporta ad alcune risultanze alla sintesi del rapporto di valutazione pubblica per il vaccino Covid-19 Pfizer-BioNTech del governo del Regno Unito del settembre 2022, il quale rivelava che i ratti testati avevano manifestato problemi alla milza. Non solo, le analisi dei topi avevano manifestato aumento della cellularità dei centri germinativi, laddove si formano le plasmacellule, cioè i linfociti B attivati in grado di secernere anticorpi[347].

Uno studio[348] del febbraio 2022 pubblicato sulla National Library of Medicine che si propone di definire le differenze epidemiologiche e le patologie più comuni che causano la morte naturale improvvisa non traumatica nelle persone nella fascia di età di 18-35 anni, conclude la sua analisi sostenendo che la causa principale della morte improvvisa di giovani adulti era di origine cardiaca nel 87,9% dei casi (in ordine: cardiopatia ischemica associata all'arteria coronaria aterosclerotica, cardiopatia ischemica associata a malattia coronarica non aterosclerotica e aneurisma dissecante dell'aorta).

---

[347] Vedi il capitolo "Il Summary of the public assessment report for Covid-19 vaccine Pfizer-BioNTech".
[348] https://www.ncbi.nlm.nih.gov/pmc/articles/PMC8901078/

Questo ci riporta alle raccomandazioni del WHO del gennaio 2021, che consigliavano il monitoraggio e la ricerca post-autorizzazione riguardo gli eventi avversi gravi inclusa la miocardite.


**Morti improvvise.**

Il *Sudden Cardiac Arrest* (SCA) è un'emergenza pericolosa per la vita che si verifica quando il cuore smette improvvisamente di battere; colpisce persone di tutte le età che possono sembrare sane, anche bambini e adolescenti. Quando si verifica l'SCA la persona collassa e non risponde, o non respira normalmente[349].

Ogni anno, l'*American Heart Association* (AHA), in collaborazione con il *National Institutes of Health* ed altre agenzie governative, riunisce in un unico documento le statistiche più aggiornate relative a malattie cardiache, ictus e fattori di rischio cardiovascolare.

Nel 2022 la *Sudden Cardiac Arrest Foundation* ha definito l'arresto cardiaco una crisi di salute pubblica e pubblicato il riepilogo[350] di una ricerca[351] dell'*American Heart Association Heart and Stroke Statistics,* in cui si spiega che negli Stati Uniti avvengono più di 356.000 arresti

---

[349] https://www.sca-aware.org/about-sudden-cardiac-arrest/definition
[350] https://www.sca-aware.org/about-sudden-cardiac-arrest/latest-statistics#:~:text=According%20to%20the%20report%2C%20cardiac,nearly%201%2C000%20people%20each%20day
[351] htthttps://www.sca-aware.org/about-sudden-cardiac-arrest/latest-statistics#:~:text=According%20to%20the%20report%2C%20cardiac,nearly%201%2C000%20people%20each%20day.ps://www.ahajournals.org/doi/10.1161/CIR.0000000000001052

cardiaci ogni anno e quasi il 90% risultano fatali. L'incidenza *out-of-hospital cardiac arrest* (OHCA) non traumatico colpisce quasi 1.000 persone al giorno.

I sopravvissuti all'arresto cardiaco sperimentano molteplici problemi medici tra cui disturbi della coscienza e deficit cognitivi; inoltre, le menomazioni funzionali sono associate a ridotta funzionalità, ridotta qualità della vita e ridotta durata della vita.

Secondo un report dell'*Office for National Statistics* britannico (pubblicato il 7 marzo 2022) tra il 2019 e il 2021 il numero di decessi a causa di attacco cardiaco sono aumentati per quasi tutte le fasce d'età prese in esame[352].

In risposta al FOI/2023/4797[353] del febbraio 2023 verrà chiesto di poter accedere ai tassi di sindrome della morte improvvisa (*Sudden death syndrome*) dal 2020 al 2022; il governo britannico risponderà così: «non abbiamo condotto un'analisi dei decessi dovuti alla sindrome della morte improvvisa dell'adulto per il 2022. I dati sono ancora in formato provvisorio per consentire l'inclusione delle registrazioni tardive, che sono i decessi segnalati per le indagini del coroner e verranno pubblicati nel luglio 2023 sul nostro servizio web NOMIS[354], come parte della pubblicazione *21st Century Mortality*».

---

[352]
https://www.ons.gov.uk/aboutus/transparencyandgovernance/freedomofinformationfoi/heartattackdeathsin201920202021and2022
[353]
https://www.ons.gov.uk/aboutus/transparencyandgovernance/freedomofinformationfoi/suddendeathsyndromerates2020to2022
[354]
https://www.nomisweb.co.uk/query/construct/summary.asp?mode=construct&version=0&dataset=161

## Coaguli di sangue e trombosi.

Uno studio[355] multinazionale pubblicato nell'ottobre 2022 sul BMJ, che si propone di valutare il rischio comparativo di trombosi con sindrome trombocitopenica[356] o eventi tromboembolici associati a diversi vaccini contro il Covid-19 (sia a base di adenovirus che di mRNA), ha osservato «un aumento del 30% del rischio di trombocitopenia dopo una prima dose del vaccino ChAdOx1-S (AstraZeneca), così come una tendenza verso un aumento del rischio di trombosi venosa con sindrome trombocitopenica dopo Ad26.COV2.S (Johnson & Johnson) rispetto a BNT162b2 (Pfizer)». Tuttavia, è necessario precisare che lo studio è stato effettuato su 3.789.631 persone che avevano ricevuto il vaccino di Johnson & Johnson e 1.840.240 che avevano ricevuto quello di Pfizer; quindi, il 30% in più risultato dal vaccino basato su adenovirus potrebbe essere viziato da questo dato.

Infatti, i ricercatori affermano che questa scoperta deve essere replicata in altri studi prima che si possano trarre conclusioni definitive. Non è stato osservato alcun rischio differenziale di trombocitopenia dopo una seconda dose di AstraZeneca rispetto a una seconda dose di Pfizer-BioNTech. Analogamente, non è stato osservato alcun aumento del rischio di trombocitopenia dopo

---

[355] https://www.bmj.com/content/379/bmj-2022-071594
[356] La porpora trombocitopenica trombotica (PTT) è una malattia grave che provoca la formazione di piccoli coaguli di sangue in tutto il corpo che bloccano l'apporto di sangue a organi vitali come il cervello, il cuore e i reni.

Johnson & Johnson rispetto a una prima dose di Pfizer-BioNTech[357].

Nel marzo 2021 Danimarca, Norvegia e Islanda avevano sospeso la somministrazione del vaccino di AstraZeneca in seguito alle notizie di gravi casi di formazione di coaguli di sangue, alla base di trombosi ed embolie[358]. Pur avendo avviato un'ulteriore *review* accelerata sul vaccino AstraZeneca, l'Ema aveva affermato che non ci fossero prove che collegassero AstraZeneca al decesso di una donna per trombosi multipla e al ricovero di un'altra per un'embolia polmonare dopo la somministrazione di due dosi del vaccino. Secondo Massimo Galli (primario infettivologo del Sacco di Milano) la problematica poteva ricondursi a un difetto nella qualità di un lotto del vaccino. In seguito a questi episodi anche Estonia, Lituania, Lussemburgo e Lettonia hanno sospeso in via precauzionale l'uso dei vaccini provenienti dallo stesso lotto (ABV5300), che contava un milione di dosi ed era stato distribuito in 17 Paesi. L'AIFA, inoltre, specifica che fino al 9 marzo 2021 per lo stesso lotto erano state ricevute altre due segnalazioni di casi di eventi tromboembolici[359].

---

[357] https://www.bmj.com/company/newsroom/new-study-updates-evidence-on-rare-blood-clotting-condition-after-covid-19-vaccination/
[358] https://www.ilsole24ore.com/art/astrazeneca-perche-danimarca-norvegia-e-islanda-hanno-sospeso-vaccino-ADM2FhPB?refresh_ce=1
[359] https://www.aifa.gov.it/-/vaccino-covid-19-astrazeneca-la-valutazione-preliminare-del-prac-non-evidenzia-alcuna-problematica-specifica-con-il-lotto-utilizzato-in-austria

Una *literature review*[360] pubblicata nell'aprile 2022 sulla National Library of Medicine, specifica che seppure la frequenza della VITT (trombocitopenia e trombosi indotte dal vaccino) fosse stata stimata in circa 1 caso ogni 100.000 esposizioni, è molto improbabile che diversi casi di trombosi risultino direttamente dopo la vaccinazione e che la problematica avrebbe potuto svilupparsi anche dopo un anno.

**Plasma iperimmune.**

Quando si tratta di valutare il rapporto tra rischi e benefici di un nuovo farmaco (o vaccino, o trattamento che dir si voglia) non ci si può esimere dal prendere in considerazione eventuali cure alternative.

Fin dal principio della pandemia alcuni medici avevano parlato dell'utilizzo del cosiddetto plasma iperimmune[361] che è il plasma ottenuto da persone con una elevata quantità di anticorpi (immunoglobuline iperimmuni) contro uno specifico microrganismo o antigene (sostanza riconosciuta dal sistema immunitario che provoca la formazione di anticorpi). L'immunità antivirale è legata principalmente all'azione di anticorpi che

---

[360] https://www.ncbi.nlm.nih.gov/pmc/articles/PMC9055170/#j_biol-2022-0035_ref_040

[361] https://www.issalute.it/index.php/la-salute-dalla-a-alla-z-menu/p/plasma-iperimmune

neutralizzano la capacità infettante del virus impedendone l'ingresso nella cellula bersaglio.

La terapia con plasma iperimmune è stata ampiamente utilizzata in passato per il trattamento di numerose malattie infettive. Nel 1890, Emil Adolf von Behring e Shibasaburo Kitasato per curare la difterite e il tetano sfruttarono l'immunità passiva, ottenuta con siero di animali sani esposti al contagio. Da allora il trattamento con siero iperimmune è stato utilizzato con successo per la cura di una serie di malattie, incluse la febbre reumatica, la scarlattina, la parotite, il morbillo, la varicella e le infezioni da pneumococco e da meningococco. Negli anni è stato notevolmente aumentato l'impiego del plasma proveniente da persone convalescenti, soprattutto in corso di epidemie causate da virus emergenti.

Uno studio[362] del maggio 2022 guidato dalla *Johns Hopkins Medicine* e dal *Johns Hopkins Bloomberg School of Public Health,* pubblicato dal *New England Journal of Medicine* (NEJM), aveva rilevato che il plasma convalescente può essere efficace nella terapia precoce del Covid-19.

La ricerca dimostrò che il plasma convalescente ad alto titolo (ricco di anticorpi) del SARS-CoV-2 – quando somministrato a pazienti ambulatoriali Covid entro nove giorni dopo il test positivo – aveva ridotto la necessità di ricovero per oltre la metà dei pazienti ambulatoriali prevalentemente non vaccinati dello studio.

---

[362] https://www.nejm.org/doi/full/10.1056/NEJMoa2119657

I risultati erano stati presentati per la prima volta in una prestampa pubblicata su MedRxiv già nel dicembre 2021[363]. Il co-autore principale dello studio David Sullivan (professore di microbiologia molecolare e immunologia con un incarico congiunto in malattie infettive) affermò: «sulla base delle nostre scoperte e conclusioni (…) incoraggiamo gli operatori sanitari a mantenere il plasma sanguigno ricco di anticorpi SARS-CoV-2 disponibile nelle loro banche del sangue come parte dell'arsenale terapeutico contro la prima fase della malattia Covid-19».

Infatti, quello stesso mese l'FDA statunitense autorizzò il plasma iperimmune come opzione terapeutica per i pazienti ambulatoriali con malattie immunosoppressive o che ricevono farmaci immunocomprometteni, e per tutti i pazienti ricoverati con Covid in fase iniziale.[364]

Anche la *Infectious Disease Society of America* aggiornò le sue linee guida sul trattamento e la gestione dei pazienti con SARS-CoV-2 per includere «l'uso di plasma convalescente in pazienti ambulatoriali con Covid-19 da lieve a moderato, ad alto rischio di progressione a malattia grave senza altre opzioni di trattamento».

Successivamente, nel marzo 2022, la Croce Rossa americana ha annunciato che stava «testando temporaneamente tutte le donazioni di sangue per gli anticorpi del Covid, per aiutare a identificare le

---

[363] https://www.hopkinsmedicine.org/news/newsroom/news-releases/early-use-of-convalescent-plasma-may-help-outpatients-with-covid-19-avoid-hospitalization
[364] https://www.hopkinsmedicine.org/news/newsroom/news-releases/johns-hopkins-led-study-finds-convalescent-plasma-can-be-effective-early-covid-19-therapy

donazioni che potrebbero essere trasformate in plasma convalescente». L'organizzazione ha affermato che ciò è stato fatto «per aiutare a sostenere i pazienti immunocompromessi che combattono il virus».

Quindi, nonostante la massiccia campagna vaccinale si è continuato a cercare cure alternative, soprattutto in virtù della scarsa durata dell'efficacia della protezione dei sieri.

In una riunione del comitato consultivo sulle pratiche di immunizzazione dei CDCs dell'ottobre 2022 sono stati presentati dati che mostrano che l'immunità acquisita dal vaccino dopo due o tre iniezioni scendeva a zero, sei mesi dopo l'iniezione e in seguito diventava negativa, e che quindi sarebbero stati necessari i richiami vaccinali per bambini e adulti[365].

Sarà solamente nel febbraio 2023 che una revisione sistematica e una meta-analisi di 65 studi in tutto il mondo condotta da The Lancet fornirà prove incontrovertibili del fatto che l'immunità acquisita dalla passata infezione da Covid-19 fornisca una protezione forte e duratura contro gli esiti gravi della malattia a un livello uguale, se non superiore, a quello fornito dai vaccini a mRNA[366]. I ricercatori hanno inoltre scoperto che l'immunità naturale è efficace almeno all'88,9% contro malattie gravi, ospedalizzazione e morte per tutte le varianti di SARS-CoV-2, e che ha fornito una protezione del

---

[365] https://www.reuters.com/world/us/us-cdc-advisers-approve-adding-covid-shots-vaccine-schedules-2022-10-20/
[366] https://www.thelancet.com/journals/lancet/article/PIIS0140-6736(22)02465-5/fulltext

78,6% contro la reinfezione per tutte le varianti – ad eccezione di omicron BA.1, per la quale la protezione era del 45,3%.

In virtù di queste evidenze scientifiche bisogna ricordare che nell'ottobre 2020 The Lancet pubblicò un articolo[367] (tra i cui autori figurava la direttrice del CDC, Rochelle Walensky) in cui si affermava che non ci fossero evidenze di un'immunità protettiva duratura alla SARS-CoV-2 a seguito di un'infezione naturale, e che il declino dell'immunità presenterebbe un rischio per le popolazioni vulnerabili per un futuro indefinito.

Tuttavia, in quello stesso periodo una richiesta di informazioni inoltrata tramite il FOIA-00001031[368] rivelò che il dottor Anthony Fauci[369] (direttore del *National Institute of Allergy and Infectious Diseases*, NIAID, americano) e Francis Collins (direttore del *National Institutes of Health*) avevano colluso per sopprimere la Dichiarazione di Great Barrington[370] che, tra le altre cose, ha sostenuto fin dal principio che l'immunità naturale svolge un ruolo importante nel mitigare il danno pubblico da SARS-CoV-2.

---

[367] https://www.thelancet.com/journals/lancet/article/PIIS0140-6736(20)32153-X/fulltext
[368]

https://coronavirus.house.gov/sites/democrats.coronavirus.house.gov/files/CombinedDec2021NewEvidence.pdf

[369] Anthony Fauci è ritenuto uno dei massimi esperti a livello mondiale nel campo delle malattie infettive e dell'immunologia ed ha ricoperto il ruolo di consulente per conto di tutti i presidenti degli Stati Uniti d'America a partire da Ronald Reagan nel 1989.
[370] Vedi pagina 73.

Dopo aver ricevuto da Fauci una email nella quale si faceva riferimento a un articolo pubblicato su Wired nell'ottobre 2020 (firmato da Matt Reynolds) che esponeva i criteri per affrontare la pandemia suggeriti nella *Great Barrington Declaration*, Francis Collins inviò a sua volta una email dal proposito inequivocabile a H. Clifford Lane (vicedirettore per la ricerca clinica e i progetti speciali del NIAID):

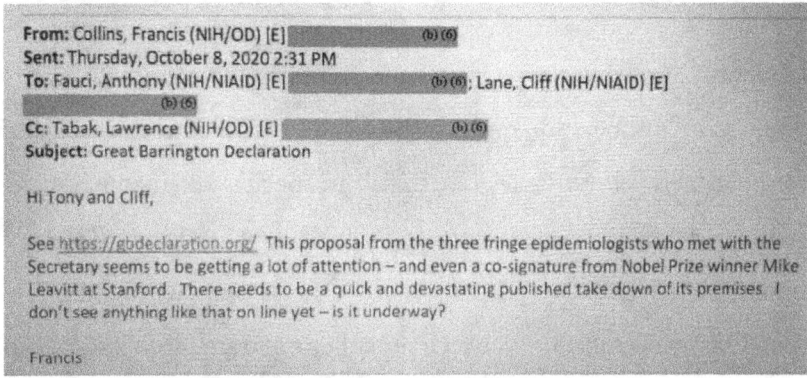

La traduzione del testo è la seguente: «Vedi https://gbdeclaration.org/. Questa proposta dei tre epidemiologi che si sono incontrati con il Segretario sembra stia ricevendo molta attenzione – ed è persino co-firmata dal premio Nobel Mike Leavitt[371]. È necessario un rapido e devastante smantellamento delle sue fondamenta. Non vedo ancora niente del genere on line – c'è n'è uno in corso?».

---

[371] Michael Levitt è un fisico sudafricano naturalizzato statunitense, vincitore del premio Nobel per la chimica nel 2013, assieme a Martin Karplus e Arieh Warshel, per gli studi sullo sviluppo di modelli multiscala in grado di descrivere reazioni chimiche complesse.

Appare lapalissiana la volontà degli organismi governativi americani di smontare agli occhi dell'opinione pubblica qualsiasi narrativa alternativa a quella statale in merito ai metodi per affrontare l'emergenza pandemica.

## Ossigenazione extra corporea: la ventilazione meccanica invasiva.

La ventilazione meccanica invasiva è una forma di supporto vitale e comporta l'intubazione endotracheale di un paziente che presenti frequenza respiratoria > 30/min, incapacità di mantenere la saturazione di ossigeno arterioso > 90% con ossigeno inspirato frazionato (FIO2) > 0,60 pH < 7,25 e pressione parziale di CO2 (PaCO2) > 50 mmHg e che viene collegato tramite un tubo a un ventilatore[372].

Secondo una *review*[373] pubblicata sul National Library of Medicine, una costellazione di effetti avversi può essere associata alla ventilazione meccanica e, sebbene le complicanze si verifichino con frequenza, queste tendono a essere sottostimate nella letteratura medica. I rischi di questa pratica, infatti, comportano: infezioni

---

[372] https://www.msdmanuals.com/it-it/professionale/medicina-di-terapia-intensiva/insufficienza-respiratoria-e-ventilazione-meccanica/panoramica-sulla-ventilazione-meccanica

[373] https://pubmed.ncbi.nlm.nih.gov/2199002/#:~:text=Among%20the%20potential%20adverse%20physiologic,of%20hepatic%20and%20renal%20function

batteriche, danni ai polmoni, collasso del polmone e cambiamenti del flusso sanguigno e del cuore[374].

Parrebbe quindi difficile dire se i soggetti affetti da Covid che sono stati anche intubati siano deceduti a causa del virus o per via di eventuali conseguenze dell'intubazione. Ovviamente, è impossibile redigere delle statistiche per chiarire la questione; tuttavia, sarebbe stato opportuno fare degli approfondimenti in sede di esame autoptico, in modo da avere ulteriori dati a sostegno della tesi delle agenzie di controllo che affermano come i benefici della vaccinazione superino di gran lunga i rischi.

Se da una parte i governi hanno spinto una campagna vaccinale mondiale di dimensioni mai visite prima nella storia, dall'altra non hanno preso in seria considerazione alcuna cura alternativa e questo ha fatto sì che moltissime persone siano state costrette alla ventilazione artificiale in seguito allo sviluppo dei sintomi gravi causati dal Covid.

**Saturazione degli ospedali italiani durante la pandemia.**

Soprattutto nel primo anno dell'avvento del virus, in Italia si è molto parlato della necessità di vaccinarsi per scongiurare il collasso degli ospedali pubblici causato dai numerosi ricoveri nelle terapie intensive.

---

[374] https://my.clevelandclinic.org/health/treatments/15368-mechanical-ventilation

Tuttavia, per riflettere in maniera più ampia sull'argomento bisogna esaminare i numeri.

Negli ultimi dieci anni i governi italiani che si sono succeduti hanno applicato tagli alla sanità per 37 miliardi di euro; tra il 2012 e il 2015 i tagli sono dipesi da manovre finanziarie, mentre dal 2016 al 2019 questi hanno riguardato la distribuzione di minori risorse di quelle programmate[375].

Secondo il report n. 7/2019[376] del GIMBE, i dati OCSE aggiornati al luglio 2019 dimostrano che l'Italia si attesta sotto la media sia per la spesa sanitaria totale (3.428 dollari contro 3.980), sia per quella pubblica (2.545 contro 3.038), precedendo solo i Paesi dell'Europa orientale (oltre a Spagna, Portogallo e Grecia). Nel periodo 2009-2018 l'incremento percentuale della spesa sanitaria pubblica si è attestato al 10%, rispetto a una media del 37%.

Il *Ricovery Plan*[377] (un fondo economico speciale, volto a finanziare la ripresa economica dell'Europa nel triennio 2021-2023 con titoli di stato europei) prevede l'investimento di 48,7 miliardi per la digitalizzazione, 74,3 miliardi per la transizione ecologica, 27,7 miliardi per le infrastrutture, 19,2 miliardi per l'istruzione, 17,1

---

[375] https://www.salviamo-ssn.it/attivita/osservatorio/definanziamento-ssn-2010-2019.it-IT.html#:~:text=Il%20finanziamento%20pubblico%20%C3%A8%20stato,per%20esigenze%20di%20finanza%20pubblica.

[376] https://www.salviamo-ssn.it/attivita/osservatorio/definanziamento-ssn-2010-2019.it-IT.html#:~:text=Il%20finanziamento%20pubblico%20%C3%A8%20stato,per%20esigenze%20di%20finanza%20pubblica.

[377] https://www.governo.it/sites/governo.it/files/PNRR.pdf

miliardi per le politiche riguardanti la parità di genere e solamente 9 miliardi per la sanità.

Non stupisce che un Paese che designa risorse economiche così esigue al miglioramento della sanità pubblica si trovi in difficoltà dovendo fronteggiare le conseguenze di una pandemia.

**Lo strano caso dei farmaci per la profilassi del Covid.**

Secondo le conclusioni di una meta-analisi pubblicata sull'*American Journal of Therapeutics*[378]) nell'agosto 2021, vi sarebbe stata una moderata certezza che l'uso di ivermectina[379] (farmaco antiparassitario approvato dall'FDA alla fine degli anni '80) all'inizio del decorso clinico potesse ridurre i decessi per Covid, avendo quindi un impatto significativo sulla pandemia di SARS-CoV-2 a livello globale[380].

Nel gennaio 2022 sul sito web della *Oxford Accademy*[381] appare una meta-analisi[382] di 86 studi randomizzati sull'ivermectina per il

---

[378] L'*American Journal of Therapeutics* è una rivista medica bimestrale che si occupa di documentare i progressi, le ricerche sull'efficacia comparativa e la sorveglianza post-marketing delle terapie farmacologiche.

[379] L'ivermectina è un farmaco antielmintico che uccide o promuove l'espulsione di vermi parassiti intestinali.

[380]

https://journals.lww.com/americantherapeutics/Fulltext/2021/08000/Iverm ectin_for_Prevention_and_Treatment_of.7.aspx

[381] LA *Oxford Academic* è la piattaforma per la ricerca di *Oxford University Press* (OUP) e offre un unico punto di accesso per l'accesso a libri e riviste accademiche e accademiche.

[382] https://academic.oup.com/ofid/article/9/2/ofab645/6509922

trattamento dell'infezione da SARS-CoV-2 a cura del dottor Andrew Hill[383] (*senior visiting research fellow* al dipartimento di farmacologia dell'Università di Liverpool). Lo studio riporta che «nel giugno 2020, l'ivermectina (…) ha dimostrato di avere effetti antivirali contro la sindrome respiratoria acuta grave coronavirus 2 (SARS-CoV-2) in vitro». Alla fine del 2020 quegli studi clinici avevano iniziato a riportare benefici clinici molto convincenti per l'ivermectina nel trattamento del Covid e dalla fine del 2020 in poi, più gruppi avevano prodotto meta-analisi che suggerivano come il farmaco avesse avuto un effetto significativo sulla sopravvivenza, i ricoveri, il recupero clinico e la *clearance*[384] virale.

Tuttavia, lo studio sottolinea che «come in tutte le meta-analisi, una limitazione fondamentale di questa riguarda la qualità e la completezza delle prove disponibili». Infatti, si specifica che durante la valutazione originale degli studi già condotti, le misure standardizzate *Cochrane Risk of Bias* avevano classificato diversi studi come ad alto rischio di bias[385] e persino che alcuni studi erano stati identificati come potenzialmente fraudolenti. In conclusione, i dati

---

[383] Il dottor Hill si è laureato all'Università di Oxford e successivamente ha completato un dottorato di ricerca all'Università di Amsterdam. Inoltre, Hill è consulente della *Clinton Foundation* e della *Bill and Melinda Gates Foundation* e progetta programmi di sperimentazione clinica di ottimizzazione della dose per gli antiretrovirali.

[384] La definizione di eliminazione (*clearance*) del virus indica la scomparsa di RNA del SARS-CoV-2 rilevabile nei fluidi corporei, sia in persone che hanno avuto segni e sintomi di malattia, sia in persone in fase asintomatica senza segni di malattia.

[385] I *bias* sono errori sistematici che possono occorrere nel disegno o nell'esecuzione di uno studio, determinano una stima non corretta dell'associazione fra esposizione e rischio di malattia.

disponibili per supportare l'uso di ivermectina per il Covid non erano affidabili.

A conferma di queste perplessità, nell'agosto 2022 sulla rivista accademica The New England Journal of Medicine viene pubblicata una valutazione sull'effetto del trattamento precoce con ivermectina tra i pazienti affetti da SARS-CoV-2. Le conclusioni hanno rivelato che «il trattamento non ha comportato una minore incidenza di ricoveri medici in ospedale, a causa della progressione della malattia»[386].

Nel dicembre 2020, George Fareed (laureato all'*Harvard Medical School)* e il suo collega Brian Tyson diffusero un protocollo[387] medico che, a detta loro, dimostrava l'efficacia di un cocktail di loro invenzione nei pazienti che manifestavano i primi sintomi del Covid. Il trattamento conteneva: idrossiclorochina (farmaco antimalarico impiegato anche per il trattamento dell'artrite reumatoide), solfato di zinco, doxiciclina (antibiotico antibatterico ad ampio spettro), ivermectina e aspirina (farmaco antinfiammatorio non-steroideo). Nonostante la decisione dell'AIFA di sospendere l'autorizzazione all'utilizzo di idrossiclorochina e di clorochina per il trattamento del

---

[386] https://www.nejm.org/doi/full/10.1056/nejmoa2115869
[387]

https://www.scstatehouse.gov/CommitteeInfo/SenateMedicalAffairsCommittee/Dr.%20George%20Fareed%20and%20Dr.%20Brian%20Tyson%20share%20early%20treatment%20protocol%20_%20News%20_%20thedesertreview.com.pdf

Covid al di fuori degli studi clinici[388], da un articolo[389] pubblicato su The Lancet nel maggio 2022 si evince che non ci siano prove concrete dell'efficacia dell'idrossiclorochina nel prevenire i sintomi gravi del Covid, ma non si fa cenno a una sua eventuale pericolosità. Non bisogna dimenticare che il protocollo del medico è datato 2020, anno in cui erano in molti a cercare la formula vincente per sconfiggere il virus.

Una cosa certa è che il costo di ivermectina, idrossiclorochina, doxiciclina, solfato di zinco e aspirina è infinitesimale rispetto a quello delle pillole per la profilassi che verranno successivamente progettate da eminenti industrie farmaceutiche e autorizzate alla commercializzazione da agenzie governative internazionali.

Nel novembre 2021, quando ancora si ipotizzava che l'ivermectina potesse avesse un ruolo nella mitigazione dei sintomi gravi del Covid, l'azienda chimica e farmaceutica Merck (con sede legale in Germania) affermò di aver raccolto dati incoraggianti sull'efficacia della sua nuova pillola per la profilassi, denominata Legevrio[390]. L'EMA, dal canto suo, comunicò di aver iniziato a valutare la domanda di autorizzazione all'immissione in commercio per il

---

[388] https://www.aifa.gov.it/-/covid-19-le-motivazioni-della-decisione-aifa-sull-uso-di-idrossiclorochina-e-clorochina
[389] https://www.thelancet.com/journals/lanam/article/PIIS2667-193X(22)00085-0/fulltext
[390] https://www.ema.europa.eu/en/news/ema-receives-application-marketing-authorisation-lagevrio-molnupiravir-treating-patients-covid-19

medicinale antivirale orale Lagevrio (la cui denominazione medica è molnupiravir[391]).

Allo stesso tempo anche l'AIFA formulò un parere sul farmaco in questione e nello stesso mese diede la notizia che «circa un mese dopo l'inizio del trattamento, si sono registrati ricoveri in ospedale o decessi nel 7,3% dei pazienti (28 su 385) che hanno assunto Lagevrio e nel 14,1% (53 su 377) dei pazienti trattati con placebo (un trattamento fittizio)»[392]. Questi erano, all'epoca, gli stessi dati che Merck aveva messo a disposizione dell'EMA e come si può vedere il gruppo di controllo è molto esiguo. Tuttavia, dal mese successivo sia l'EMA che l'AIFA (che recepì la decisione dell'agenzia europea) concessero l'autorizzazione alla commercializzazione di Lagevrio[393]. Secondo Andrea Capocci (ricercatore italiano laureato a Roma e dottorato a Friburgo in fisica teorica) la scelta di comparare Lagevrio al placebo (sostanza farmacologicamente inerme) – nonostante vi fosse la possibilità di confrontarlo, ad esempio, con farmaci non steroidei (FANS) che la stessa AIFA consiglia per il trattamento del Covid[394] – potrebbe averne amplificato l'efficacia[395].

---

[391] Molnupiravir è un farmaco antivirale che è stato sviluppato per il trattamento dell'influenza e delle infezioni virali in genere.
[392] https://www.aifa.gov.it/-/ema-formula-parere-su-uso-lagevrio-molnupiravir-per-covid-19
[393] https://www.aifa.gov.it/-/attivazione-web-e-pubblicazione-schede-di-monitoraggio-registro-antivirali-orali-covid-19-lagevrio-molnupiravir-
[394] https://www.aifa.gov.it/-/comunicazione-ema-sull-uso-di-anti-infiammatori-non-steroidei-per-covid-19
[395] https://ilmanifesto.it/ecco-gli-anti-virali-profitti-in-alto-efficacia-in-dubbio

Dunque, nonostante l'utilità della pillola di Merck fosse ancora da dimostrare – considerando il numero esiguo di partecipanti alla sperimentazione – nel giugno 2021 il governo degli Stati Uniti siglò un contratto di approvvigionamento con l'azienda, che gli avrebbe garantito 1,7 milioni di trattamenti per la cifra di 1,2 miliardi di dollari, versati con fondi pubblici[396].

Il costo di produzione di Lagevrio era di 17,74 dollari e il suo prezzo alla vendita per il governo americano ammontava a 712 dollari a trattamento (quindi per persona)[397].

Allo stesso tempo anche Pfizer stava mettendo a punto una propria pillola per la profilassi, che ottenne l'autorizzazione all'uso di emergenza dall'FDA nel dicembre 2021. Paxlovid[398] è un farmaco a base di due principi attivi (nirmatrelvir e ritonavir) per il trattamento precoce della malattia Covid-19. Nirmatrelvir ha una funzione antivirale e agisce come inibitore della proteasi 3C-like, e ritonavir è un antiretrovirale appartenente alla classe degli inibitori della proteasi, utilizzato nel trattamento dell'infezione del virus HIV.

Paxlovid è sconsigliato per i pazienti con compromissione epatica grave, per le donne in gravidanza e allattamento (o che intendono

---

[396] https://www.merck.com/news/merck-announces-supply-agreement-with-u-s-government-for-molnupiravir-an-investigational-oral-antiviral-candidate-for-treatment-of-mild-to-moderate-covid-19/
[397] https://theintercept.com/2021/10/05/covid-pill-drug-pricing-merck-ridgeback/
[398] https://www.ema.europa.eu/en/documents/product-information/paxlovid-epar-product-information_it.pdf

intraprendere una gravidanza)[399]. Inoltre, nel foglio illustrativo[400] del farmaco si specifica che esso potrebbe provocare effetti indesiderati gravi a chi assume altri 12 farmaci. Un punto molto importante lo troviamo nella sezione "Rischio di sviluppo di resistenza dell'HIV-1", nel quale si specifica che «nel caso di un'infezione da HIV non trattata o non controllata, Paxlovid può causare il mancato effetto terapeutico di alcuni medicinali contro l'HIV anche in futuro».

Le terapie PrEP[401] (*Pre-exposure Prophylaxis*) con Lagevrio o con Paxlovid devono cominciare entro 5 giorni dall'insorgenza dei sintomi e sono disponibili commercialmente in Italia rispettivamente da gennaio e da aprile 2022.

Nel dicembre 2022 uno studio[402] britannico randomizzato pubblicato su The Lancet che valuta la sicurezza, l'efficacia e il rapporto costo-efficacia di molnupiravir condotto su 26.411 partecipanti, ha concluso che il farmaco «non ha ridotto la frequenza dei ricoveri o dei decessi associati a Covid-19 tra gli adulti vaccinati ad alto rischio nella comunità».

---

[399]

https://www.aifa.gov.it/documents/20142/1616529/220603_Paxlovid_OpSan.pdf
[400]

https://farmaci.agenziafarmaco.gov.it/aifa/servlet/PdfDownloadServlet?pdfFileName=footer_004849_049853_FI.pdf&retry=0&sys=m0b1l3
[401]

https://www.cdc.gov/hiv/risk/prep/index.html#:~:text=Pre%2Dexposure%20prophylaxis%20(or%20PrEP,use%20by%20at%20least%2074%25.
[402] https://www.thelancet.com/journals/lancet/article/PIIS0140-6736(22)02597-1/fulltext

Allo stesso modo, uno studio[403] controllato randomizzato multicentrico del febbraio 2023 sull'efficacia e la sicurezza di Paxlovid dimostrerà che l'osservazione clinica non ha presentato alcuna riduzione significativa del rischio di mortalità e di ospedalizzazione.

La pillola per la profilassi di Merck e quella di Pfizer, sulle quali Stati Uniti e Unione Europea hanno investito ingenti somme di denaro, si sono rivelati farmaci del tutto infruttuosi nel prevenire i sintomi gravi del Covid.

Nel marzo 2023, l'AIFA deciderà di sospendere l'utilizzo di molnupiravir a causa della «mancata dimostrazione di un beneficio clinico in termini di riduzione della mortalità e dei ricoveri ospedalieri»[404].

**SPARS: simulazione di uno scenario pandemico.**

Nell'ottobre 2017 la prestigiosa Johns Hopkins University americana pubblicò *The Spars Pandemic 2025-2028*[405], un progetto nel quale vengono formulate le possibili conseguenze di uno scenario in cui i cittadini vengono vaccinati per proteggersi da un virus.

---

[403] https://www.thelancet.com/journals/lanwpc/article/PIIS2666-6065(23)00012-3/fulltext

[404] https://www.rainews.it/articoli/2023/03/covid-aifa-stop-all-uso-della-pillola-molnupiravir-dopo-il-parere-negativo-dellema-419f42d4-a58b-41ae-9738-cf11b3b84a29.html

[405] https://www.centerforhealthsecurity.org/our-work/pubs_archive/pubs-pdfs/2017/spars-pandemic-scenario.pdf

Sul sito web del *Center for Health Security*[406] viene spiegato che «la narrazione dell'esercizio pandemico SPARS comprende uno scenario futuristico che illustra i dilemmi comunicativi riguardanti le contromisure mediche (MCM[407]) che potrebbero plausibilmente emergere in un futuro non così lontano. Il suo scopo è quello di spingere gli utenti, sia individualmente che in discussione con altri, a immaginare le circostanze dinamiche e spesso conflittuali in cui avviene la comunicazione sullo sviluppo, la distribuzione e l'adozione di MCMs di emergenza. Mentre sono impegnati in una rigorosa emergenza sanitaria simulata, i lettori dello scenario hanno l'opportunità di preparare mentalmente le risposte, soppesando le implicazioni delle loro azioni; allo stesso tempo, essi hanno anche la possibilità di considerare quali potenziali misure implementate nell'ambiente odierno potrebbero evitare dilemmi di comunicazione comparabili o classi di dilemmi in futuro».

Lo scenario di esercizi autoguidati per comunicatori della salute pubblica e ricercatori sulla comunicazione del rischio coprono una serie di dilemmi come il coordinamento e la coerenza dei messaggi tra agenzie, le relazioni con i media e le implicazioni etiche. Per garantire che lo scenario tenga conto delle aspettative dei partecipanti, il team del progetto ha raccolto: le informazioni degli

---

[406] Il *Johns Hopkins Center for Health Security* è un'organizzazione indipendente e senza scopo di lucro della Johns Hopkins Bloomberg School of Public Health. Il centro lavora per proteggere la salute delle persone da epidemie e pandemie e garantisce che le comunità siano resilienti alle grandi sfide.
[407] *Medtronic Care Management Services* (MCM), ovvero le contromisure mediche.

esperti in materia, i resoconti storici di precedenti crisi di MCM, i rapporti dei media contemporanei e la letteratura accademica sociologica riguardante la preparazione alle emergenze, la salute, l'educazione e la comunicazione del rischio e della crisi.

Seppure si specifichi che lo scenario e l'agente patogeno infettivo siano ipotetici – come sono del tutto fittizi le contromisure mediche, i personaggi, gli estratti dei media, i post sui social e le risposte delle agenzie governative – alla luce degli eventi che sono seguiti alla diffusione del virus SARS-CoV-2, è impossibile non lasciarsi affascinare dalla suggestione evocata dal progetto.

Alcuni capitoli, infatti, descrivono con grande precisione ciò che è realmente accaduto nei tre anni che sono seguiti all'avvento della pandemia da Covid-19; non solo, vengono anche paventate alcune decisioni che, con grande probabilità, numerosi governi si troveranno a dover prendere nell'imminente futuro. Andrò qui di seguito a descriverne alcuni.

Il viaggio nello scenario pandemico ipotetico inizia così: «A metà ottobre 2025, sono stati segnalati tre decessi tra i membri della *First Baptist Church of St. Paul*, Minnesota. Due dei membri della chiesa erano recentemente tornati da un viaggio missionario nel Filippine (…) La terza era la madre di un membro della chiesa che aveva viaggiato nelle Paese asiatico con il gruppo della chiesa e che era tornato malato. Sulla base dei sintomi riportati dai pazienti, gli operatori sanitari hanno inizialmente creduto che tutti e tre fossero morti a causa dell'influenza stagionale (…) Tuttavia, i test di laboratorio sono risultati negativi per l'influenza».

«Una settimana più tardi, il team del CDC ha confermato che i tre pazienti erano stati infettati da un nuovo tipo di coronavirus, che è stato soprannominato "sindrome respiratoria acuta di St. Paul Coronavirus" (SPARS-CoV).»

«Dopo quattro settimane il CDC segnala l'esistenza di quasi duecento casi sospetti di SPARS in tutto il Minnesota e in altri sei stati. (…) Quindi, il segretario dell'HHS (Dipartimento della salute e dei Servizi) ha informato l'Organizzazione mondiale della sanità, preoccupato che l'epidemia potesse costituire un'emergenza sanitaria di interesse internazionale.»

Alla fine del primo capitolo vengono paventati tre dilemmi di comunicazione: in che modo le autorità sanitarie possano soddisfare al meglio le richieste di informazioni del pubblico; quali sono i vantaggi del monitoraggio delle tendenze nei social media; cosa si può fare per condividere efficacemente le informazioni sulle azioni di autoprotezione.

Da questo passaggio si può evincere come ogni Stato abbia un preciso protocollo per la comunicazione in caso di emergenza sanitaria. Le modalità con le quali i governi trasmettono informazioni ai cittadini sono, infatti, frutto di un attento processo decisionale preventivo, che per funzionare necessita di coesione tra tutte le istituzioni statali coinvolte.

Il secondo capitolo si occupa della ricerca di una possibile cura dei pazienti contagiati dal virus. Si spiega che a quel tempo nessun trattamento o vaccino per SPARS era stato approvato per l'uso negli esseri umani. Nonostante alcune preoccupazioni sui potenziali effetti collaterali negativi, l'antivirale Kalocivir – inizialmente sviluppato come terapia per la sindrome respiratoria acuta grave (SARS) – era uno dei numerosi farmaci antivirali autorizzati negli Stati Uniti dall'FDA. La mancanza d'informazioni solide ha spinto i media, il pubblico e dei leader politici a chiedere all'agenzia ragguagli completi e trasparenti sulle potenziali opzioni di trattamento.

In questo capitolo le problematiche comunicative ipotizzate sono due: quali rischi corrono le agenzie di sanità pubblica se il pubblico, i media e/o i leader politici percepiscono che non vengono fornite le informazioni sulle potenziali opzioni terapeutiche; come possono le agenzie di sanità pubblica disinnescare la percezione negativa del pubblico relativa alla mancanza di trasparenza.

Si evince in maniera intuitiva quanto la prontezza di risposta da parte delle istituzioni sia il cardine attorno al quale ruota la strategia con la quale esse affrontano lo scenario emergenziale. Anche in questo caso – e come vedremo meglio in seguito – la compattezza della narrazione a livello istituzionale dovrà essere totale.

Il terzo capitolo affronta la tematica della ricerca di un potenziale vaccino. Si spiega che in mancanza di un'alternativa – e considerando la morbilità[408] e la mortalità potenzialmente elevate

---

[408] La morbilità è la frequenza percentuale di una malattia in una collettività.

associate a SPARS – lo sviluppo di un vaccino verrà assegnato con un contratto alla CynBio (un'ipotetica azienda farmaceutica statunitense che si occuperà anche della sperimentazione clinica). I risultati della sperimentazione verranno sottoposti a revisione paritaria[409] finanziata dall'HHS con fondi pubblici. Inoltre, il segretario dell'HHS ha accettato di invocare il *Public Readiness and Emergency Preparedness Act* (PREP Act) [410], fornendo così protezione dalla responsabilità per CynBio nel caso in cui i destinatari del vaccino manifestino effetti avversi.

Alla fine del capitolo ci si interroga su come affrontare una questione che, da qui in poi, sarà assolutamente centrale, ovvero il consolidamento della fiducia che cittadini ripongono nelle istituzioni e nelle agenzie governative. I principali problemi che si suppone potrebbero occorre, riguardano i sospetti relativi allo sviluppo accelerato e intrinsecamente imperfetto di un vaccino, le critiche allo scudo di responsabilità dei suoi produttori, l'accoglienza del siero da parte del pubblico e le possibili conseguenze del rassicurare le persone circa la sicurezza del vaccino senza conoscerne le conseguenze a lungo a lungo termine.

---

[409] Detta anche *peer review*, la revisione paritaria è una valutazione critica che una pubblicazione riceve da parte di specialisti aventi competenze analoghe a quelle di chi ha prodotto l'opera.

[410] Il *PREP Act* (approvato dal Congresso degli Stati Uniti e firmato in legge dal presidente degli Stati Uniti George W. Bush nel dicembre 2005) è un controverso scudo di responsabilità civile inteso a proteggere i produttori di vaccini dal rischio finanziario in caso di dichiarata emergenza sanitaria pubblica.

Come si può facilmente immaginare, per far fronte a queste potenziali controversie lo Stato deve costantemente fornire ai media comunicazioni ufficiali rassicuranti e, al contempo, esautorare pubblicamente qualsiasi fonte d'informazione alternativa.

Il settimo capitolo di SPARS affronta un passaggio che è già stato discusso, dati alla mano, in questo saggio[411]. L'anno successivo all'avvento del virus, il CDC pubblica una stima aggiornata del tasso di mortalità, suggerendo che lo SPARS è stato fatale solo nello 0,6% dei casi negli Stati Uniti. La cifra in questione corrispondeva ampiamente al sentimento espresso dal pubblico sui social media: ovvero che SPARS non era così pericoloso come si pensava inizialmente, e ciò porterà i cittadini a diventare sempre più ostili nei confronti di un eventuale vaccino.

In questo caso, le preoccupazioni affrontate nel progetto riguardano la necessità del governo di trovare nuove modalità per invertire la tendenza del sentimento popolare.

Proprio su tema vertono molti capitoli della simulazione pandemica, fino ad arrivare al contenimento delle proteste online.

Nel tredicesimo capitolo si fa un passo in avanti, domandandosi quali tipi di partnership e alleanze con gruppi intermedi e *opinion*

---

[411] Vedi il paragrafo 'Tasso di mortalità e tasso di letalità del Covid prima della campagna vaccinale'.

*leader*[412] potrebbero contribuire a mitigare l'impatto degli anti-Corovax. La risposta al quesito pare essere semplice: è necessario preparare i funzionari sanitari a spiegare al meglio la logica che guida la continua raccomandazione governativa ad aderire alla campagna vaccinale che da lì a poco sarebbe cominciata.

Ripensando a quando numerosi virologi e medici affollavano i salotti tv, supportando senza riserve i numerosi tentativi del governo italiano di convincere la popolazione a vaccinarsi, tutto appare chiaro. Verosimilmente, anche questo faceva parte di un programma preventivamente stabilito atto a perseguire lo scopo che le istituzioni si erano prefissate.

Arriviamo ora al diciassettesimo capitolo, nel quale si immagina che con l'aumento del numero di vaccinati con Corovax negli Stati Uniti comincino ad emergere effetti collaterali negativi. Diversi genitori affermano che i loro figli stanno vivendo sintomi neurologici simili a quelli osservati nel bestiame esposto al vaccino GMI; a maggio 2027 la loro ansia si era intensificata a tal punto da condurre ad azioni legali contro il governo federale, atte a chiedere la rimozione dello scudo di responsabilità che protegge le aziende farmaceutiche che sviluppano e producono vaccini.

Si fa poi riferimento al fatto che mentre l'FDA, il CDC e le altre agenzie sono impegnate a ricercare possibili connessioni tra

---

[412] L'*opinion leader* (o *opinion maker*) nel linguaggio giornalistico, è una persona che, per il proprio prestigio e per l'autorità di cui gode, è capace di influenzare e guidare in modo determinante l'opinione pubblica.

Corovax e gli effetti collaterali neurologici segnalati, i loro sforzi vengono continuamente minati da analisi epidemiologiche prodotte da vari individui e da gruppi non governativi. Si ipotizza che una blogger scientifica (chiamata EpiGirl), ad esempio, cominci a pubblicare mappe interattive dell'incidenza degli effetti collaterali del vaccino combinandoli con i dati dei VAERS (un programma nazionale di sorveglianza sulla sicurezza dei vaccini); in seguito, la blogger li condivide su Facebook, Twitter e YouTube, incoraggiando i suoi seguaci a condividere i dati sulla salute con lei, tramite alcune applicazioni di Apple. Di conseguenza, le mappe di EpiGirl vengono ampiamente diffuse nei circoli dei social media e citate dalle cronache nazionali.

Si continua spiegando che nonostante le relativamente poche segnalazioni di sintomi neurologici la risposta dei social media è stata immensa. L'HHS, colto alla sprovvista dalla pubblicità negativa, a quel punto si trova a dover rispondere a quanti chiedevano la prova che il vaccino non avrebbe causato danni a lungo termine. Quindi, il segretario dell'agenzia sostiene con fermezza la decisione di rinviare la valutazione di tutte le affermazioni di effetti collaterali a lungo termine a un'indagine del Congresso.

È proprio a questo punto del progetto che troviamo un risvolto interessante della vicenda. Si illustra come, per rispondere all'angoscia pubblica rispetto ai problemi medici emersi a seguito della vaccinazione, i funzionari pubblici adottino la strategia di mostrare compassione ed empatia verso coloro i quali sono stati afflitti dagli eventi avversi del siero. La soluzione suggerita per mostrare un genuino interessamento al benessere dei cittadini, è quella di invitare la popolazione e i medici a segnalare attivamente gli eventi avversi, così da poter monitorare al meglio la situazione.

Seguendo questa stessa logica, nella realtà della pandemia Sars-CoV-2 il 24 marzo 2021 l'AIFA emanò una nota informativa concordata con l'EMA sul rischio di trombocitopenia e disturbi della coagulazione del vaccino di AstraZeneca e invitò gli operatori sanitari a monitorare e segnalare gli eventi avversi occorsi dopo la vaccinazione[413]. Successivamente, nel novembre 2021 l'agenzia rinnovò l'invito sul suo profilo Twitter[414].

Tornando allo scenario ipotetico di SPARS, sempre nel diciassettesimo capitolo si trova una suggestione interessante, alla quale sicuramente ripenseremo in un futuro che potrebbe non essere troppo lontano. Seppure l'attenzione verso gli effetti collaterali negativi aveva fatto crescere la corte di querelanti, molti rapidamente accettano di non continuare la causa contro lo Stato; la popolazione, infatti, apprende che il congresso aveva autorizzato che i vaccinati danneggiati dal siero venissero risarciti con i fondi d'emergenza dell'*Injury Compensation Trust Fund*[415].

---

[413] https://www.ordinemediciterni.it/news/notizie/notizie-generali/1928-aifa-vaccino-covid-19-astrazeneca-nota-informativa

[414] https://www.agenzianova.com/news/aifa-i-medici-sono-tenuti-a-segnalare-reazioni-avverse-ai-vaccini-entro-36-ore/

[415] Negli USA un individuo può presentare una petizione alla *Court of Federal Claims* per accedere al *National Vaccine Injury Compensation Program*.

Secondo la legge italiana n. 210/92 il riconoscimento di indennizzo per i danneggiati da complicanze di tipo irreversibile causate da vaccinazioni vale solamente per quelle obbligatorie[416].

**Legislazione in merito all'obbligo vaccinale per alcune categorie di lavoratori.**

Il 20 ottobre 2021 la sentenza n. 7045 del Consiglio di Stato ha ribadito la legittimità dell'obbligo vaccinale per gli operatori sanitari «cristallizzando i motivi di necessità che la giustificano a salvaguardia di una società democratica (…)»[417].

Il Consiglio di Stato è un organo giurisdizionale previsto dall'articolo 100 della Costituzione, che lo inserisce tra gli organi ausiliari del Governo, nonché il massimo giudice speciale amministrativo. Tuttavia, in Italia la giustizia amministrativa è esercitata anche dai tribunali amministrativi regionali (TAR) che, negli ultimi due anni, si sono espressi varie volte sul tema.

---

[416]

https://www.salute.gov.it/portale/moduliServizi/dettaglioSchedaModuliSer vizi.jsp?lingua=italiano&label=servizionline&idMat=ASS&idAmb=IND&idSrv= L210&flag=P

[417]

https://images.go.wolterskluwer.com/Web/WoltersKluwer/%7B6a5b2f17-a827-4ef5-a2de-077119500146%7D_consiglio-di-stato-sentenza-7045-2021.pdf?_gl=1%2A1d4tp8r%2A_ga%2AMTUwNjM0MjQxMC4xNjc3MDY4N TM5%2A_ga_B95LYZ7CD4%2AMTY3NzA2ODUzOS4xLjEuMTY3NzA2ODgyMS 4wLjAuMA

Il 10 settembre 2021, il Tar del Friuli Venezia Giulia respinse il ricorso contro il provvedimento di sospensione dal servizio per la sua mancata vaccinazione, presentato da un medico, in servizio presso l'Azienda sanitaria della regione.

Solo due mesi dopo, nel dicembre 2021, il Tar della Valle d'Aosta affrontò il caso di una psicologa che chiedeva l'annullamento della sospensione dal servizio all'USL presso la quale lavorava, scattata per non essersi sottoposta alla somministrazione del siero. I giudici rigettarono l'istanza, segnalando nell'ordinanza emessa che «si deve ritenere prevalente la tutela della salute pubblica in ragione del vincolo di solidarietà, cardine del sistema costituzionale».

Successivamente, il 6 gennaio 2022 la prima sezione del Tar della Lombardia (richiamando numerose pronunce della Corte Costituzionale sul tema) ha respinto i ricorsi contro l'obbligo vaccinale presentati da alcuni sanitari.

Tuttavia, secondo l'avvocato Giulia Liliana Monte (che sta tutt'ora portando avanti il ricorso di alcuni militari sospesi) per la Corte Costituzionale è possibile imporre un obbligo solamente se il vaccino comporta effetti lievi e se contiene il contagio[418].

Nel febbraio 2022, la sezione Prima bis del Tar del Lazio ha accolto le istanze dei militari (iscritti al sindacato Itamil) che chiedevano l'annullamento dei provvedimenti di sospensione dall'attività lavorativa emanati dai rispettivi comandanti di corpo o datori di lavoro. Le sanzioni erano scattate in virtù della circolare dello Stato

---

[418] https://www.dire.it/02-12-2022/843794-obbligo-vaccino-covid-i-militari-andranno-al-tar-dalla-nostra-norme-internazionali/

Maggiore Difesa che disciplinava quanto deciso dal governo con il Decreto Legge n. 172, successivamente convertito in legge[419]. Tuttavia, il 22 marzo 2022 il TAR del Lazio si esprime concordemente con la sentenza n. 7045/2021 del Consiglio di Stato, confermando la legittimità dell'obbligo vaccinale.

Nel dicembre 2022 la Corte Costituzionale ha rigettato tutti i ricorsi dei lavoratori che a causa della normativa sull'obbligo vaccinale erano stati sospesi dal servizio. Questa sentenza, probabilmente, avrà ripercussioni anche sui militari ricorrenti al Tar del Lazio per i quali, in attesa del verdetto della Suprema Corte, i giudici amministrativi avevano sospeso il giudizio[420].

Tuttavia, qualora i dati contenuti nella documentazione in possesso del governo italiano che riguardano l'efficacia e la sicurezza del vaccino (consegnati alle agenzie governative dalle aziende farmaceutiche produttrici) dovessero dimostrarsi controversi, potrebbe aprirsi un nuovo scenario giuridico.

---

[419] https://www.ilparagone.it/attualita/nessuna-sospensione-per-i-militari-non-vaccinati-la-storica-decisione-del-tar-del-lazio/
[420] https://www.dire.it/01-12-2022/843393-la-corte-costituzionale-respinge-i-ricorsi-sullobbligo-vaccinale/

## Legittimazione giuridica dell'obbligo di Green Pass.

In una relazione[421] del gennaio 2022, la Corte Suprema di Cassazione ha stabilito che «l'obbligo di possedere e mostrare su richiesta il Green pass, nel duplice contenuto base o rafforzato – pur costituendo una indubbia forma di pressione operata dal legislatore per indurre i soggetti destinatari dell'obbligo alla vaccinazione – va comunque distinto dall'obbligo vaccinale, seppure l'adempimento ai due obblighi venga a coincidere per i soggetti vaccinati».

A questo proposito la corte specifica che il certificato verde non è un documento sanitario, bensì una mera certificazione che attesta l'avvenuta vaccinazione anti Covid-19; la guarigione dalla malattia o l'effettuazione di un test diagnostico abilitato con esito negativo vengono qualificati dal legislatore come requisiti di idoneità sanitaria per l'accesso a servizi, luoghi o per lo svolgimento di diverse attività, anche lavorative.

Dunque, avendo il governo definito i criteri necessari affinché il lavoratore potesse accedere al luogo di lavoro non vi era nulla di illecito nel green pass. Tuttavia, ciò che qui non viene considerato è il fatto che i numerosi DPCM con i quali il Presidente del Consiglio Draghi ha gestito l'emergenza pandemica non siano passati al vaglio del Parlamento, così come vorrebbe la divisione dei poteri previsti dalla Costituzione stessa.

---

[421] https://www.cortedicassazione.it/cassazione-resources/resources/cms/documents/Rel007-2022.pdf

Secondo il legislatore il fatto che il lavoratore non andasse incontro a conseguenze gravi (quali la perdita del lavoro o provvedimenti disciplinari), ma solamente alla sospensione senza retribuzione è sufficiente a legittimare l'obbligo del green pass sul luogo di lavoro. Ciononostante appare evidente che il trovarsi improvvisamente senza stipendio rappresenti una conseguenza assai grave della decisione di non sottoporsi a vaccinazione, ma il legislatore pare non essere di questo avviso; esso liquida la questione spiegando che «quanto agli effetti sul piano retributivo si applica la regola generale della *mora debendi*, per cui in mancanza di prestazione lavorativa non è dovuta al lavoratore la controprestazione costituita dalla retribuzione, né qualsiasi altro emolumento ed istituto maturato nel periodo». In sostanza, la corte sostiene che se il lavoratore si assenta senza giusta causa, quale che sia la ragione, non ha diritto a vedersi pagato lo stipendio.

Il dubbio che qui ci si pone è questo: qualora il cittadino di uno stato democratico ritenga ingiusta una legge, egli deve comunque rispettarla – anche a costo di mettere a rischio la propria salute – o proprio in virtù dei principi democratici deve essergli concesso di metterla in discussione senza subire alcuna conseguenza, finché i giudici non si siano espressi in merito?

In questo caso specifico, chiunque abbia scelto di riferirsi ai giudici per contestare un decreto legge che ritiene ingiusto ha dovuto rinunciare a un diritto che è fondante nella nostra Carta Costituzionale: il diritto al lavoro. Non si può mettere in dubbio che il diritto al lavoro e quello alla retribuzione siano direttamente e imprescindibilmente collegati.

L'articolo 4 stabilisce che «la Repubblica riconosce a tutti i cittadini il diritto al lavoro e promuove le condizioni che rendano effettivo questo diritto». Nel caso dell'obbligo di green pass sul posto di lavoro, il governo ha anteposto la presunta tutela della salute nell'interesse della collettività (art. 32 della Costituzione Italiana), alla promozione delle condizioni necessarie per permettere all'individuo di esercitare il suo diritto al lavoro. Eppure, basta uno sguardo alla Carta per capire che c'è una ragione se il diritto al lavoro è quarto e quello che il governo ha scelto di sostenere è trentaduesimo. I padri costituenti, infatti, non hanno dato agli articoli un ordine casuale, ma hanno deciso intenzionalmente di anteporre al diritto al lavoro solamente altre tre norme: la prima attribuisce la sovranità al popolo; la seconda sancisce l'inviolabilità dei diritti dell'uomo; e la terza stabilisce il diritto alla pari dignità sociale e all'uguaglianza dinanzi alla legge. Vi è, dunque, negli articoli della Costituzione un principio d'importanza del quale lo Stato non ha tenuto conto nel prendere le sue decisioni.

È dunque considerabile democratica una società nella quale un cittadino per esercitare un proprio diritto debba rinunciare ad un altro?

Ai fini giudiziari sarà importante stabilire se i dati confermeranno che l'emergenza pandemica fosse di gravità tale da giustificare legislativamente norme tanto lesive della libertà individuale.

### L'assicurazione sanitaria per i vaccinati.

Al momento in cui scrivo, l'assicurazione contro gli infortuni della tedesca ADAC specifica sul suo sito web che eventuali problemi di salute causati dalla vaccinazione contro il Covid non saranno coperti dalle loro polizze[422] [423]. Lo stesso vale per le compagnie assicurative *Die Haft Pflicht Kasse* e per la *Techniker Krankenkasse*[424].

Quando un ricco uomo d'affari di Versailles morì a causa della vaccinazione il suo avvocato, il francese Carlo Alberto Brusa (docente di diritto e presidente di *CAB Associés*), spiegò che la compagnia assicurativa aveva deciso di non pagare alla famiglia il premio della polizza vita, in quanto il defunto decidendo di vaccinarsi avrebbe agito a proprio rischio. La polizza sottoscritta dall'uomo, infatti, escludeva esplicitamente l'uso di farmaci e cure sperimentali (compresi i sieri contro il Covid). La famiglia decise di fare causa alla compagnia, ma perse. Il giudice francese precisò nella sentenza che gli effetti collaterali del vaccino erano stati resi pubblici – e che oltretutto non era mai stata riconosciuta l'innocuità del siero – dunque il defunto non poteva non conoscerli quando aveva deciso

---

[422]
https://www.adac.de/produkte/versicherungen/unfallversicherung/ueberblick/

[423] Impfschäden aufgrund angeordneter Massenimpfungen (danno vaccinale dovuto a vaccinazioni di massa ordinate).

[424] https://unser-mitteleuropa.com/corona-hammer-lebensversicherung-steigt-nach-impftod-aus-da-freiwillige-impfung-mit-experimentellem-impfstoff-wie-selbstmord-zaehlt-update-v-20-01/?fbclid=PAAabk9romcvYAjfo4_6KdcRCSQrFRHUYB3qbx3_jQucYtM5GlCLLeNFYR1PQ

di sottoporsi al trattamento. Inoltre, non c'era alcuna legge o mandato in Francia che lo costringesse a farsi vaccinare, pertanto la sua morte sarebbe stata, essenzialmente, un suicidio. Ovviamente togliersi la vita non era un'opzione contemplata dalla polizza.

In sostanza, la morte dopo la vaccinazione è considerata dai tribunali francesi come suicidio e questo crea un pericoloso precedente. Esiste, infatti, il rischio concreto che gli assicuratori comincino a non rimborsare le polizze su larga scala, poiché assumersi un rischio letale vaccinandosi renderebbe nullo il contratto.

In Italia, Unipol (holding finanziaria quotata in borsa che offre servizi assicurativi e finanziari) offre una polizza integrativa ad hoc per gli effetti avversi da vaccino[425].

Il 28 marzo 2022 un articolo apparso sul sito web del quotidiano italiano il Resto del Carlino titola: "Sclerosi multipla, sempre più casi: a Ravenna un team per la presa in carico globale"[426].

Il 20 aprile 2022 l'agenzia di stampa italiana Adnkronos riferisce che l'incidenza della sclerosi multipla sta crescendo al ritmo di 3.400-3.500 nuovi casi all'anno[427].

---

[425] https://www.unipolsai.it/tutela-reazioni-vaccino-covid19#:~:text=UnipolSai%20Assicurazioni.&text=Diaria%20di%20100%E2%82%AC%2C%20per,per%20reazione%20avversa%20al%20vaccino.&text=Diaria%20di%20200%E2%82%AC%2C%20per,per%20reazione%20avversa%20al%20vaccino

[426] https://www.ilrestodelcarlino.it/ravenna/cronaca/sclerosi-multipla-1.7509148

[427] https://www.adnkronos.com/salgono-casi-sclerosi-multipla-anche-in-bimbi-e-over-60_4GunT830LFfzlRd8LqQtyr

Effettivamente, nel report di un'analisi[428] cumulativa post-autorizzazione degli eventi avversi del vaccino di Pfizer (BNT162b2) del febbraio 2021, che si riferiva ai dati raccolti tra il primo dicembre 2022 e il 28 febbraio 2021 (dunque appena tre mesi), emerse che tra le 24 ore e i 48 giorni dalla vaccinazione si erano manifestati numerosissimi effetti collaterali sui soggetti testati. Tra questi, figura anche il *Multiple sclerosis relapse*, ovvero «una ricaduta definita dalla comparsa di nuovi sintomi, o dal ritorno di vecchi sintomi, per un periodo di 24 ore o più – in assenza di un'infezione o di un cambiamento della temperatura corporea interna»[429]. Questo significa che il vaccino di Pfizer aveva, in alcuni casi, scatenato un aggravamento temporaneo dei sintomi della malattia negli individui che ne erano affetti.

A questo punto, si può ragionevolmente supporre che il peggioramento di patologie pregresse potrebbe spingere le compagnie assicurative private a non coprire le cure mediche necessarie ai clienti che si sono volontariamente sottoposti alla vaccinazione, essendo proprio il siero responsabile (numeri alla mano) del peggioramento dei sintomi di numerose malattie.

---

[428] https://phmpt.org/wp-content/uploads/2021/11/5.3.6-postmarketing-experience.pdf?fbclid=PAAaYgUSWQsvK0VbXbIeF1PiJhEX0W0-pqrmNrJdkK3tNdYcGcTiLPZaN_bM4

[429] https://www.mssociety.org.uk/about-ms/types-of-ms/relapsing-remitting-ms#:~:text=What%20is%20a%20relapse%3F,or%20flare%20up%20of%20symptoms.

## Responsabilità civile e penale delle reazioni avverse al vaccino.

Negli Stati Uniti, il *Public Readiness and Emergency Preparedness* (PREP) *Act*[430] – approvato dal Congresso e firmato e trasformato in legge dal presidente degli Stati Uniti George W. Bush nel dicembre 2005 – autorizza il Segretario del Dipartimento della salute e dei servizi umani (HSS) a rilasciare una dichiarazione di emergenza sanitaria che prevede l'immunità da responsabilità (salvo il dolo) per i reclami a entità e individui coinvolti nello sviluppo, produzione, collaudo, distribuzione, amministrazione e utilizzo di tali contromisure. Sebbene il *PREP Act* esistesse da più di 15 anni, prima del Covid-19 l'applicazione difensiva dell'atto in contenzioso non era diffusa, ma ora la sua applicazione viene inclusa più frequentemente in una varietà di cause legali relative al SARS-CoV-2, compreso il contenzioso sui derivati degli azionisti[431]. Ancora non chiaro, tuttavia, è se esista una base per l'utilizzo difensivo del *PREP Act* in cause derivate dagli azionisti che affermano che le dichiarazioni materialmente ingannevoli fatte da società che producono i vaccini sono coperte dalla legge. Attualmente non esiste alcuna valutazione giudiziaria definitiva circa questa questione.

---

[430]
https://aspr.hhs.gov/legal/PREPact/Pages/default.aspx#:~:text=Public%20R
eadiness%20and%20Emergency%20Preparedness%20(PREP)%20Act,-
Update&text=The%20declaration%20provides%20immunity%20from,to%20
diseases%2C%20threats%20and%20conditions
[431] https://www.natlawreview.com/article/prep-act-immunity-and-its-
application-shareholder-derivative-litigation-modest

Numerose organizzazioni di consumatori si sono opposte con forza alla legislazione, tra cui *A-CHAMP*, *Eagle Forum* e *Public Citizen*, nonché organizzazioni di primo soccorso che rappresentano infermieri, vigili del fuoco e veterani. Poiché la legislazione delega un ampio potere legislativo al ramo esecutivo del governo, gli oppositori la considerano una violazione dei principi fondamentali della costituzione degli Stati Uniti. Questo è ciò che viene contestato anche ai DPCM emanati da Draghi durante la pandemia.

In Italia, la vaccinazione anti-Covid può essere effettuata solamente dopo aver firmato un modulo di consenso[432] nel quale l'individuo dichiara di essere stato correttamente informato con parole chiare e che di aver compreso i benefici e i rischi della vaccinazione, le modalità e le alternative terapeutiche[433].
Tuttavia, la formulazione del testo appare totalmente inappropriata. Fino ad oggi, infatti, il governo italiano ha sempre sostenuto con fermezza la tesi che il vaccino sia sicuro, senza mai fare cenno ai rischi e ai benefici del siero e senza suggerire alcuna terapia alternativa.

Secondo la legge del 25 febbraio 1992 n. 210 «chiunque abbia riportato lesioni o infermità a causa di vaccinazioni obbligatorie per legge o per ordinanza di una autorità sanitaria italiana, dalle quali sia

---

[432] Il consenso informato e le sue modalità di acquisizione, sono disciplinate dalla L. n. 219/2017.
[433] https://www.salute.gov.it/imgs/C_17_pagineAree_5452_5_file.pdf

derivata una menomazione permanente della integrità psico-fisica, ha diritto ad ottenere un indennizzo da parte dello Stato»[434].

Più volte la Corte Costituzionale è intervenuta per spiegare che «la ratio di questa norma risiede nel dovere di solidarietà sociale che, riconoscendo la facoltà allo Stato di imporre a tutela del bene primario della salute pubblica trattamenti sanitari obbligatori, impone altresì alla collettività – e quindi sempre allo Stato – di predisporre in suo favore i mezzi di una protezione specifica consistente in una "equa indennità" fermo restando, ove ne realizzino i presupposti, il diritto al risarcimento del danno»[435] [436].

A seguito di alcune pronunce della Corte Costituzionale è stato significativamente ampliato il bacino dei potenziali beneficiari dell'indennizzo fino a ricomprendere anche coloro che abbiano patito danni permanenti da campagne vaccinali "non obbligatorie", ma soltanto "raccomandate" dalle autorità statali. Inoltre, è stata ribadita la stretta assimilazione tra vaccinazioni obbligatorie e vaccinazioni raccomandate, anche alla luce del fatto che nella pratica medico-sanitaria la distanza tra raccomandazione e obbligo è assai minore di quella che separa i due concetti nei rapporti giuridici[437].

---

[434] legge n. 210/1992 ('Indennizzo a favore dei soggetti danneggiati da complicanze di tipo irreversibile a causa di vaccinazioni obbligatorie, trasfusioni e somministrazioni di emoderivati').

[435] https://www.consulcesiandpartners.it/news/danni-da-vaccino-le-tutele-previste-dalle-normative-e-le-novita-in-materia-di-covid-19/

[436] Cort. Cost. n. 27/1998.

[437] In ambito medico, raccomandare e prescrivere sono azioni percepite come egualmente doverose in vista di un determinato obiettivo, cioè la tutela della salute (anche) collettiva.

Ne consegue – sempre secondo il ragionamento propugnato dalla Corte il 6 giugno 2020[438] [439] – che «in presenza di una effettiva campagna a favore di un determinato trattamento vaccinale, è naturale che si sviluppi negli individui un affidamento nei confronti di quanto consigliato dalle autorità sanitarie: e ciò di per sé rende la scelta individuale di aderire alla raccomandazione obiettivamente votata alla salvaguardia anche dell'interesse collettivo, al di là delle particolari motivazioni che muovono i singoli». Va da sé che il diritto all'indennizzo per il cittadino dovrà quindi correlarsi non certo al fatto di essersi sottoposto a un programma di vaccinazione obbligatoria, quanto piuttosto a quello di aver risposto al dovere di solidarietà che gli si impone per la tutela dell'interesse proprio e della collettività.

Avvalorando la giurisprudenza citata, l'articolo 20 del Decreto Sostegni ter[440] del 27 gennaio 2022, intitolato "Disposizioni in materia di vaccini anti SARS-CoV2 e misure per assicurare la continuità delle prestazioni connesse alla diagnostica molecolare", ha disposto la modifica della legge n. 210/1992, attraverso l'introduzione, dopo il comma 1 dell'articolo 1 del comma seguente: «l'indennizzo di cui al comma 1 spetta, alle condizioni e nei modi

---

[438] "Questa Corte ha conseguentemente riconosciuto che, in virtù degli artt. 2, 3 e 32 Cost., è necessaria la traslazione in capo alla collettività, favorita dalle scelte individuali, degli effetti dannosi che da queste eventualmente conseguano".
[439] https://www.cortecostituzionale.it/actionSchedaPronuncia.do?anno=2020&numero=118#:~:text=Questa%20Corte%20ha%20conseguentemente%20riconosciuto,che%20da%20queste%20eventualmente%20conseguano.
[440] https://www.gazzettaufficiale.it/eli/id/2022/03/28/22A02000/sg

stabiliti dalla presente legge, anche a coloro che abbiano riportato lesioni o infermità, dalle quali sia derivata una menomazione permanente della integrità psico-fisica, a causa della vaccinazione anti Sars-CoV-2 raccomandata dall'autorità sanitaria italiana. Al relativo onere, valutato in 50 milioni di euro per l'anno 2022 e in 100 milioni di euro annui a decorrere dall'anno 2023 (…) Le risorse sono stanziate in un apposito fondo nel bilancio del Ministero della salute che provvede ai pagamenti di propria competenza, nonché al trasferimento alle regioni e alle province autonome delle risorse nel limite del fabbisogno derivante dagli indennizzi da corrispondersi da parte di queste (…)»[441].

Questa decisione dimostra quanto la comunicazione istituzionale riguardo alla sicurezza dei vaccini per il Covid sia stata parziale e tutt'altro che veritiera.

### *Bodily autonomy*: un diritto fondamentale.

Il 12 maggio 2022, durante un evento[442] che trattava la *Bodily Autonomy* come diritto fondamentale, la Direttrice Esecutiva dello *United Nations Fund for Population Activities*[443] (UNFPA), Dr. Natalia Kanem, ha spiegato in poche e semplici parole che «autonomia

---

[441] https://www.consulcesiandpartners.it/news/danni-da-vaccino-le-tutele-previste-dalle-normative-e-le-novita-in-materia-di-covid-19/
[442] https://www.unfpa.org/press/bodily-autonomy-fundamental-right
[443] L'UNFPA è l'agenzia delle Nazioni Unite per la salute sessuale e riproduttiva.

corporea significa che il mio corpo è per me stessa; il mio corpo è mio» e che ciò «riguarda il potere e riguarda il libero arbitrio. Riguarda la scelta e riguarda la dignità». Kanem aggiunge «l'autonomia corporea (…) è un diritto fondamentale». In particolare, l'intervento della dottoressa riguarda l'applicazione del concetto di *bodily autonomy* al tema della parità di genere e, in particolar modo, alla violenza, alla discriminazione e alla coercizione nei confronti delle donne (limitazioni al diritto di aborto, matrimoni precoci, mutilazione dei genitali femminili, eccetera).

Tuttavia, ritengo che il diritto così inteso possa e debba essere applicato a qualunque individuo.

L'integrità corporea è l'inviolabilità del corpo fisico e il concetto stesso sottolinea l'importanza dell'autonomia personale, dell'autoproprietà e dell'autodeterminazione degli esseri umani rispetto ad esso; nel campo dei diritti umani, la violazione dell'integrità fisica di un altro individuo è considerata una violazione non etica, intrusiva e possibilmente criminale.

Interessante è il caso della Repubblica d'Irlanda, dove l'integrità fisica è stata riconosciuta dai tribunali come un diritto non enumerato, tutelato dalla garanzia generale dei "diritti personali", contenuta nell'articolo 40 della costituzione. Lo Stato, dunque, non può fare nulla per danneggiare la vita o la salute dell'individuo.

Anche la Carta canadese dei diritti e delle libertà difenda la libertà personale e il diritto a non subire interferenze, ma in determinate circostanze il governo può avere il diritto di annullare temporaneamente il diritto all'integrità fisica al fine di preservare la vita della persona.

Seppur tutelino lo stesso diritto, è intuitivo quanto i due Paesi siano distanti riguardo l'inviolabilità dello stesso.

A ben guardare, la Carta Costituzionale italiana apre la strada a una terza via. Secondo l'articolo 32 «la Repubblica tutela la salute come fondamentale diritto dell'individuo e l'interesse della collettività, e garantisce cure gratuite agli indigenti. Nessuno può essere obbligato a un determinato trattamento sanitario se non per disposizione di legge. La legge non può in nessun caso violare i limiti imposti dal rispetto della persona umana».

Nel caso italiano, infatti, serve una legge per imporre un trattamento sanitario e tuttavia quella stessa legge non potrà essere in contrasto con il rispetto della persona umana. Seppure è evidente che il significato di questo concetto cambi di epoca in epoca, appare ovvio che esso debba trovare legittimazione nella legislatura corrente che si forma sulla base del precedente giudiziario.

Proprio le numerose critiche rivolte alla gestione della pandemia in merito al green pass e all'obbligo vaccinale per alcune categorie di lavoratori (e nei confronti degli over 50) potrebbero offrire al legislatore italiano lo stimolo per definire, una volta per tutte, se l'integrità corporea concerne o meno il rispetto della persona umana.

## Anno 2023: nuovi punti di vista.

**Spillover.**

Il 26 febbraio 2023, il quotidiano americano The Wall Street Journal titola: "*Lab Leak Most Likely Origin of Covid-19 Pandemic*"[444]. Secondo un rapporto segreto dell'intelligence recentemente fornito alla Casa Bianca e ai membri chiave del Congresso, infatti, la pandemia di Covid molto probabilmente è nata da una fuga di laboratorio. Nonostante negli anni precedenti le varie agenzie avessero avuto opinioni molto discordanti sulla faccenda, adesso anche lo *U.S. Energy Department* è concorde con quest'ipotesi. Tuttavia, Altre quattro agenzie e un gruppo di intelligence nazionale, ritengono ancora che la diffusione del virus sia stata il risultato di una trasmissione naturale.

Per meglio comprendere la faccenda occorre cominciare dal principio e per farlo prenderò in prestito le parole che David Quammen utilizza nel suo saggio: *Spillover*[445].

«Le malattie infettive sono dappertutto. Rappresentano una sorta di collante naturale, che lega un individuo all'altro e una specie all'altra all'interno di quelle complesse reti biofisiche che definiamo ecosistemi. (…) Come i predatori, anche i patogeni hanno le loro prede preferite, bersagli abituali dei loro attacchi. (…). Le

---

[444] https://www.wsj.com/articles/covid-origin-china-lab-leak-807b7b0a
[445] *Spillover* di David Quammen, edito da Adelphi nel 2014.

circostanze» di questi attacchi «possono cambiare, e con loro le esigenze e le opportunità.»

«Quando un patogeno fa il salto dall'animale a un essere umano (*spillover*, per l'appunto) e si radica nel nuovo organismo come agente infettivo, in grado talvolta di causare malattia o morte, siamo in presenza di una zoonosi.» Si tratta di zoonosi nel caso de «d'influenza spagnola del 1918-19, che si originò in una specie di uccello acquatico selvatico e che, dopo essere passata da vari animali domestici intermediari, finì con l'uccidere 50 milioni di persone (…) per poi sparire nel nulla».

«Per fare il controesempio, il vaiolo non è una zoonosi. È causato dal Variola visus, che in condizioni naturali infetta solo gli esseri umani. (In laboratorio è un'altra faccenda e il virus è stato talvolta inoculato sperimentalmente in primati non umani o in altri animali, in genere per fare delle ricerche sui vaccini).»

«I patogeni delle zoonosi possono (…) nascondersi. Ed è questo che li rende interessanti, complicati e portatori di problemi.»

«Secondo la fredda logica darwiniana della selezione naturale, l'evoluzione codifica i casi fortunati in strategie innate. La strategia più di basso profilo utilizzata è quella di annidarsi in quello che viene detto "serbatoio ospite", o *reservoir*. L'ospite serbatoio è un organismo vivente che porta con sé il patogeno, un parassita al quale dà asilo permanente, senza riceverne danno o quasi. Quando una malattia infettiva sembra dileguarsi tra un'epidemia e l'altra (…), l'agente che ne è la causa dovrà pur essere da qualche parte, no? Forse è proprio scomparso dal pianeta – ma più probabilmente no.

(...) Forse è lì intorno, dentro qualche ospite serbatoio. (...) Rimanere anonimi all'interno di un ospite serbatoio è probabilmente più facile dove c'è un'elevata biodiversità e l'ecosistema è relativamente indisturbato.»

«Quasi tutte le zoonosi vengo trasmesse da sei tipi di microrganismi: virus, batteri, funghi, protisti[446], prioni[447] e vermi. (...) I virus sono quelli che danno più problemi. Si evolvono con rapidità, non sono sensibili agli antibiotici, possono essere molto versatili e portare tassi di mortalità altissimi. E tuttavia sono diabolicamente semplici.»

«Un ospite di amplificazione è un organismo in cui un virus o un altro patogeno si moltiplica – e dal quale si diffonde – in misura straordinaria. Ciò accade per vari motivi, che hanno a che fare con la fisiologia dell'ospite, o con il suo sistema immunitario, o per una particolare storia pregressa di contatti con il patogeno (...). L'ospite di amplificazione diventa così un anello intermedio tra un ospite serbatoio e qualche altro animale sfortunato, una vittima (...). Non tutti i patogeni zoonotici hanno necessità di un ospite di amplificazione per lanciare con successo i loro attacco agli esseri umani, ma alcuni, sì.»

---

[446] Nella sistematica, una delle grandi divisioni in cui vengono classificati i corpi esistenti in natura, comprendente i microrganismi eucarioti (per es. i Protozoi).

[447] Prione, dall'inglese prion (acronimo di *PRoteinaceous Infective ONly particle* = particella infettiva solamente proteica), è il nome attribuito da Stanley B. Prusiner a una molecola di natura proteica (un isomero conformazionale di una glicoproteina) con la capacità di trasmettere la propria forma mal ripiegata a varianti normali della stessa proteina.

Il lavoro svolto nei laboratori di massima sicurezza è quello di isolare il virus. «Qui per "isolare" si intende trovare un esemplare del virus nei campioni da analizzare e moltiplicarlo in coltura. Si ottiene in tal modo una popolazione vitale di virus in cattività, potenzialmente pericolosa se anche solo uno dovesse sfuggire, ma utile per la ricerca in corso.»

«Scovare un virus nell'ambiente naturale è un lavoro ben diverso. È un'attività all'aria aperta che comporta livelli di rischio un po' meno controllabili (…). Coloro i quali vanno a caccia di virus selvatici, infatti, conducono le loro ricerche in boschi, paludi, campi, vecchi edifici, fogne, cave, eccetera. Il trasporto dei campioni fino al laboratorio costituisce di per sé un rischio, tanto quanto la manipolazione in laboratorio del virus stesso.»

Il 27 febbraio 2023, un giorno dopo la divulgazione di una valutazione del Dipartimento dell'Energia americano, secondo cui la pandemia molto probabilmente ha avuto origine da una fuga da un laboratorio cinese, il The Wall Street Journal pubblica un altro articolo[448], in cui riferisce che la Casa Bianca si è affrettata ad affermare che non c'è consenso all'interno dell'amministrazione Biden sulle origini del virus Covid. Il portavoce *National Security Council,* John Kirby, ha dichiarato che il presidente Biden è determinato a definire da dove è iniziata la pandemia ma che, tuttavia, continua a esserci un'ampia incertezza all'interno

---

[448] https://www.wsj.com/articles/china-rejects-u-s-assertion-that-covid-originated-from-lab-leak-fe15df0c

dell'amministrazione sulle sue origini. Il rappresentante del Wisconsin Mike Gallagher (presidente del comitato ristretto della Camera sulla Cina) ha chiesto all'amministrazione Biden di declassificare le informazioni sul Covid.

Dal canto suo, il governo cinese ha respinto la valutazione e ha accusato lo *U.S. Energy Department* di diffamazione politica; inoltre, il portavoce del ministero degli Esteri cinese Mao Ning, in una conferenza stampa, ha aggiunto che «l'origine del nuovo coronavirus è una questione scientifica e non dovrebbe essere politicizzata».

**L'origine del Sars-Cov-2.**

Il 17 settembre 2021 The Lancet pubblicò un articolo intitolato: "Un appello per un dibattito scientifico obiettivo, aperto e trasparente sull'origine di SARS-CoV-2"[449], nel quale emergeva chiaramente che in quel momento non vi fossero prove a supporto della tesi che il Covid fosse stato creato in laboratorio, ma neanche che avesse origini animali.

In particolare, come sottolineano gli autori, tutti i riferimenti citati tranne uno mostrano che il virus è filogeneticamente correlato ad altri betacoronavirus[450]. Il fatto che l'agente eziologico del Covid-19

---

[449] https://www.thelancet.com/journals/lancet/article/PIIS0140-6736(21)02019-5/fulltext
[450] I Betacoronavirus sono il secondo di quattro generi: alfa, beta, gamma e delta, della sottofamiglia Orthocoronavirinae nella famiglia dei

discenda da un virus naturale è ampiamente accettato, ma questo non spiega come sia arrivato a infettare l'uomo.

La questione dell'origine prossimale del Covid (ovvero il virus finale e l'ospite prima dello *spillover*) è stata espressamente affrontata in un solo articolo di opinione molto citato che supporta l'ipotesi dell'origine naturale, ma che soffre di un errore logico che oppone due ipotesi: l'ingegneria di laboratorio contro la zoonosi, implicando erroneamente che non ci siano altri scenari possibili.

Tuttavia, l'articolo fornisce argomenti contro l'ipotesi dell'ingegnerizzazione del virus che, tuttavia, non sono conclusivi; si presuppone che l'ottimizzazione del dominio di legame del recettore per l'ACE2 umano richieda una conoscenza preliminare delle mutazioni adattive, seppure la selezione in colture cellulari o modelli animali porterebbe allo stesso risultato; e, infine, l'assenza di tracce di sistemi di *reverse engineering*[451] non preclude l'editing del genoma, che potrebbe essere eseguito con le cosiddette tecniche *seamless*[452]. Infine, l'assenza di una principale caratteristica strutturale precedentemente nota non è una prova, dal momento che i ricercatori possono lavorare per diversi anni sui virus prima di pubblicare il loro genoma completo.

---

Coronaviridae, dell'ordine Nidovirales. Possiedono il pericapside e sono virus a RNA a singolo filamento positivo, di origine zoonotica.
[451] La *reverse engineering* indica quell'insieme di analisi delle funzioni, degli impieghi, della collocazione, dell'aspetto progettuale, geometrico e materiale di un manufatto o di un oggetto che è stato rinvenuto.
[452] Le tecniche di *seamless* non prevedono che il virus venga toccato.

Nell'articolo di The Lancet si spiega che dopo diciannove mesi di indagini, mancava ancora il progenitore prossimale di SARS-CoV-2. Infatti, non erano stati identificati il percorso dell'ospite dai pipistrelli all'uomo, né il percorso geografico dallo Yunnan (dove sono stati campionati i virus più strettamente collegati ala SARS) a Wuhan (dov'è emersa la pandemia). Mancavano, quindi, le prove dirette di un'origine naturale del Covid-19.

Più di 80.000 campioni raccolti da siti di fauna selvatica e allevamenti di animali cinesi sono risultati negativi. Inoltre, la comunità di ricerca internazionale non ha avuto accesso ai siti, ai campioni o ai dati grezzi. Sebbene lo studio[453] congiunto WHO-Cina abbia concluso che l'origine del laboratorio era estremamente improbabile, Tedros Adhanom[454] aveva dichiarato che tutte le ipotesi erano rimaste aperte.

Va pur detto che alcune caratteristiche insolite della sequenza del genoma di SARS-CoV-2 suggerirebbero che esso potrebbe derivare dall'ingegneria genetica, approccio ampiamente utilizzato in alcuni laboratori di virologia. Inoltre l'adattamento all'uomo potrebbe derivare da una selezione di laboratorio non diretta durante il passaggio seriale in colture cellulari o animali da laboratorio, compresi i topi. Una contaminazione correlata alla ricerca potrebbe derivare: dal contatto con un virus naturale durante la raccolta sul campo, dal trasporto dal campo a un laboratorio, dalla

---

[453] https://www.who.int/docs/default-source/coronaviruse/final-joint-report_origins-studies-6-april-201.pdf
[454] Tedros Adhanom Ghebreyesus è direttore generale dell'Organizzazione mondiale della sanità.

caratterizzazione di pipistrelli e virus dei pipistrelli in laboratorio o da un virus modificato. Ci sono casi ben documentati di fughe di agenti patogeni dai laboratori.

Gli esperimenti sui coronavirus correlati alla SARS vengono eseguiti di rutine a un livello di biosicurezza conforme alle raccomandazioni per i virus che infettano gli animali, ma che non è appropriato per esperimenti che potrebbero produrre virus adatti all'uomo per effetto della selezione o di mutazioni orientate.

L'articolo si conclude dicendo che sulla base dell'attuale letteratura scientifica, integrata dalle analisi eseguite dei genomi e delle proteine del coronavirus, si ritiene che attualmente non ci siano prove convincenti per determinare se quella del Covid-19 fosse un'origine naturale oppure correlata alla ricerca.

Si auspica, dunque, una valutazione internazionale indipendente e priva di pregiudizi che coinvolga esperti di alto livello senza conflitti d'interesse e provenienti da varie discipline. Il mandato dovrebbe essere quello di valutare i diversi scenari e le varie ipotesi e quindi di proporre protocolli, metodi e dati necessari a chiarire la questione dell'origine del SARS-Cov-2.

**Le indagini relative al virus.**

Il 20 febbraio 2022 – a seguito di un contenzioso sui documenti pubblici relativi alla ricerca sul coronavirus finanziati dal *National*

*Institute of Health*[455] (NIH) – il sito web The Intercept[456] ha ricevuto 292 pagine proprio dall'agenzia federale. Seppure il NIH continui a detenere documenti critici sulla questione, quelli divulgati potrebbero aiutarci a capire come il virus SARS-CoV-2 sia arrivato per la prima volta a infettare gli esseri umani.

L'articolo[457] firmato da Sharon Lerner[458] (giornalista investigativa) spiega che le agenzie di intelligence americane hanno valutato due ipotesi circa la diffusione del virus: una riguardava il possibile *spillover* da animale a uomo e l'altra l'incidente di ricerca.

«L'ipotesi della fuga da un laboratorio è rafforzata da una lunga storia di incidenti in strutture che studiano i patogeni e dal fatto che uno di questi laboratori specializzato in coronavirus, l'Istituto di virologia di Wuhan in Cina, si trova proprio nella città in cui la

---

[455] Il NIH è un'agenzia di ricerca che fa parte del Dipartimento della salute e dei servizi umani degli Stati Uniti.
[456] The Intercept è un'organizzazione giornalistica pluripremiata. Le sue indagini approfondite e l'analisi risoluta si concentrano su politica, guerra, sorveglianza, corruzione, ambiente, tecnologia, giustizia penale, media e altro ancora.
[457] https://theintercept.com/2022/02/20/nih-coronavirus-research-wuhan-redacted/
[458] Sharon Lerner ha conseguito una laurea presso la Brown University e un master in salute pubblica presso la Columbia University. Durante la sua carriera ha ricevuto sette premi dalla Society for Environmental Journalists e cinque dal Newswomen's Club di New York, che l'ha nominata giornalista dell'anno nel 2021. Ha anche ricevuto premi dal Park Center for Independent Media, dall'American Public Health Association, il Children's Environmental Health Network e il Women & Politics Institute, tra le altre organizzazioni. Le sue storie sono apparse anche in numerose pubblicazioni, tra cui il New York Times, The Nation e il Washington Post. Lerner vive a Brooklyn, New York, e ha conseguito una laurea presso la Brown University e un master in salute pubblica presso la Columbia University.

pandemia è iniziata. (…) La Cina non è stata disponibile a fornire informazioni che potrebbero aiutarci a comprendere le origini della pandemia.»

Tuttavia, anche «il governo degli Stati Uniti, che ha finanziato parte della ricerca sul coronavirus presso il *Wuhan Institute of Virology* attraverso un'organizzazione di ricerca con sede a New York chiamata *EcoHealth Alliance*, ha nascosto informazioni chiave».

The Intercept ha presentato una richiesta[459] attraverso il *Freedom of Information Act* (FOIA) nel settembre 2020 per chiarire «le sovvenzioni fornite dal NIH al *Wuhan Institute of Virology*. A quel tempo erano disponibili al pubblico solo i riassunti della ricerca» perché «il NIH aveva inizialmente rifiutato di fornire i documenti. È stato solo quando The Intercept ha citato in giudizio l'agenzia federale che essa ha accettato di fornire migliaia di pagine di materiali».

«Le proposte di sovvenzione ricevute in una serie iniziale di documenti (…) hanno rivelato che gli scienziati che lavoravano con la sovvenzione a Wuhan erano impegnati in quelli che gli esperti competenti che abbiamo consultato hanno descritto come *gain-of-function experiments*[460], in cui gli scienziati hanno creato coronavirus di pipistrello mutanti e li hanno usati per infettare i topi. I virus mutanti

---

[459] https://www.documentcloud.org/documents/21227801-nih-foia-request-55058-february-production
[460] La *gain-of-function* è la ricerca medica che altera geneticamente un organismo in modo che possa migliorare le funzioni biologiche dei prodotti genici. Ciò può includere una patogenesi alterata, trasmissibilità o gamma di ospiti, ovvero i tipi di ospiti che un microrganismo può infettare.

si sono dimostrati più patogeni e trasmissibili nei topi rispetto ai virus originali.»

In un'udienza al senato americano del maggio 2021 Anthony Fauci, direttore del *National Institute of Allergy and Infectious Diseases*[461], negò che gli Stati Uniti avessero mai finanziato esperimenti *gain-of-function* a Wuhan."[462] [463]

Però «nel 2020 anche l'FBI aveva cercato documenti relativi alla ricerca sul coronavirus finanziata dagli Stati Uniti a Wuhan[464]. (…) L'ultima serie di documenti che il NIH ha inviato a The Intercept sottolinea una continua mancanza di trasparenza». Infatti l'agenzia «ha ancora più di 1.400 pagine di documenti pertinenti in suo possesso (…). Nonostante l'ampio accordo bipartisan sulla necessità di capire meglio se la ricerca avrebbe potuto portare allo scoppio della malattia più mortale della storia recente, l'agenzia non sembra avere urgenza di rendere pubbliche queste informazioni critiche».

---

[461] Il *National Institute of Allergy and Infectious Diseases* è un ente del *National Institutes of Health* (NIH) specializzato nella ricerca e prevenzione delle malattie infettive e immunologie e delle allergie.
[462] https://www.congress.gov/117/meeting/house/114270/documents/HHRG-117-GO24-20211201-SD004.pdf
[463] https://www.washingtonpost.com/politics/2021/10/29/repeated-claim-that-fauci-lied-congress-about-gain-of-function-research/
[464] https://theintercept.com/2022/01/20/coronavirus-research-china-ecohealth-fbi/

**Sicurezza dei vaccini Covid-19 nei pazienti con malattie autoimmuni, nei pazienti con problemi cardiaci e nella popolazione sana.**

Così titola una *review*[465] svolta da tre ricercatori del Centro Nazionale per la Ricerca e la Valutazione del Farmaco (CNCF), dell'Istituto Superiore di Sanità (ISS) italiano, pubblicata il 2 febbraio 2023. Qui di seguito andrò a considerarne i punti salienti.

I ricercatori affermano che «tutti questi lavori[466] concorrono a sostenere i risultati degli studi recenti e passati, i quali dimostrano che un liposoma ha la capacità di viaggiare in vari distretti corporei. Sfortunatamente, lo stesso può accadere con i vettori basati sul DNA. Inoltre indicano sicuramente che l'espressione di Spike dopo l'inoculazione non è transitoria, ma può durare molte settimane o mesi. Questa evidenza solleva la questione se sia corretto considerare eventuali eventi avversi della vaccinazione Covid-19 esclusivamente entro 14-21 giorni dalla somministrazione, dato che i prodotti inoculati persistono più a lungo».

Inoltre «sia mRNA che Spike sono stati trovati nel latte materno di donne vaccinate, il che dimostra che questi prodotti viaggiano nel corpo e possono essere escreti con fluidi biologici». E dunque «da bio-distribuzione di mRNA e Spike, la persistenza relativamente lunga di questa proteina nelle persone inoculate e la presenza della proteina nel distretto del danno tissutale a seguito degli eventi avversi sopra riportati, impongono interrogativi sul ruolo della

---

[465] https://www.mdpi.com/2076-0817/12/2/233
[466] In riferimento alla documentazione pubblicata presa in esame.

proteina Spike prodotta dopo il vaccino inoculazione». Infine ci si domanda: «questa proteina che interferisce con la fisiologia naturale della persona vaccinata, contribuisce al danno tissutale/d'organo e, in ultima analisi, nel peggiore dei casi, alla morte?».

«L'effetto di Spike di SARS-CoV-2 è stato studiato in vivo in modelli animali e in vitro su cellule immunitarie e su cellule endoteliali e c'è una pletora di articoli su questo argomento. Spike può danneggiare i cardiomiociti e i periciti cardiaci e ha una serie di effetti patogeni, inclusa l'interferenza con i percorsi al lavoro per tenere sotto controllo lo sviluppo del cancro. Spike causa anche malattie cardiovascolari. L'iniezione endovenosa di mRNA Covid-19 da vaccini ha indotto mio/pericardite nei topi. Questo potrebbe indicare che anche la proteina Spike codificata dai vaccini a mRNA possiede un effetto patogeno (non è diversa nella funzione dalla Spike naturale). Sono necessari ulteriori studi paralleli che utilizzino Spike naturale e prodotto da vaccino. Ciò implica che alti livelli di proteine Spike circolanti possano essere dannosi. La domanda ovvia che ci si pone è se il verificarsi di eventi avversi sia in qualche modo correlato alle quantità di proteine tossiche espresse. Spike può raggiungere organi bersaglio vitali attraverso la circolazione.»

Si aggiunge che «alcune persone potrebbero produrre più Spike o produrlo nel posto sbagliato. In effetti, i liposomi entrano in qualsiasi cellula e non possono distinguere tra i tessuti. I liposomi possono anche entrare e indurre l'espressione di Spike nelle cellule immunitarie. In effetti, è stato dimostrato che il vaccino a mRNA riprogramma sia l'immunità adattativa che quella innata, interferendo così con le risposte immunitarie naturali. I cambiamenti nell'immunità possono essere trasmessi alle generazioni successive nei modelli animali».

«Spike induce l'infiammazione endoteliale (…) e compromette le funzioni delle cellule endoteliali tramite $ACE_2$. La persistenza e l'attività del picco possono essere responsabili della manifestazione del *long Covid*. Questa proteina antigenica può anche attivare la cascata del complemento inducendo l'aggregazione piastrinica, che può spiegare l'induzione della trombosi, una pericolosa reazione avversa causata da questi vaccini.»

«Spike è anche responsabile della formazione del sincizio che media l'eliminazione dei linfociti (…) e concorda con lo stress ossidativo[467] (…). In conclusione, ci sono una miriade di segnalazioni sugli effetti patogenetici dello Spike di SARS-CoV-2 (…). Una pubblicazione preliminare su Spike ha dimostrato che la proteina entra nel nucleo nelle cellule epiteliali umane a causa della presenza di un nuovo segnale di localizzazione nucleare, che è assente in altri coronavirus. Spike potrebbe spostare l'mRNA nel nucleo, un fenomeno che potrebbe avere diverse implicazioni per il mantenimento genetico delle cellule.»

---

[467] Lo stress ossidativo indica una condizione patologica, in un organismo vivente, causata dalla rottura dell'equilibrio fisiologico fra la produzione e l'eliminazione di specie chimiche ossidanti da parte dei sistemi di difesa antiossidanti.

«Una delle proteine più rilevanti sovraregolate dall'IFN-$\gamma$[468] è IP10 (proteina 10 inducibile dall'interferone gamma), che è fondamentale nella trombosi e nelle tempeste di citochine. (…) Vorremmo sottolineare che i percorsi evidenziati da questi studi sono molto rilevanti per la patogenesi delle malattie autoimmuni.»

«Come già accennato, esistono prove cliniche di autoimmunità e insorgenza di malattie autoimmuni che si verificano sia dopo l'infezione da SARS-CoV-2 che dopo la vaccinazione con prodotti genetici Covid-19. È interessante notare che il recettore Spike-*binding* $ACE_2$ diventa il bersaglio degli autoanticorpi in COVID-19.» Infatti «esistono alcune prove (…) di una potenziale reattività incrociata tra la proteina Spike di SARS-CoV-2 e le auto-proteine umane. In linea con questo fenomeno, gli anticorpi umani monoclonali contro SARS-CoV-2 reagiscono a molteplici autoantigeni, inclusi gli antigeni cardiaci in vitro. Ci sono segnalazioni di evidenza istopatologica di infiammazione miocardica in soggetti con miocardite post-vaccino con infiltrato linfocitario, che suggerisce la presenza di un attacco di tipo autoimmune».

«Naturalmente lo sviluppo dell'autoimmunità dopo la vaccinazione contro il Covid-19 può essere dovuto a una particolare predisposizione della singola persona. Questo è il motivo per cui ogni individuo che riceve uno dei vaccini Covid-19 attualmente in uso necessita di un'anamnesi prima di assumere ulteriori dosi. La

---

[468] L'interferone gamma, detto anche interferone di tipo II, è una citochina che fa parte della famiglia degli interferoni ed è prodotto dai linfociti B e T attivati.

vaccinazione di massa indiscriminata non è la strategia, soprattutto nella fase attuale, caratterizzata da una minore letalità delle nuove varianti e da un protocollo stabilito per la cura. Un attacco di tipo autoimmune può verificarsi se l'informazione genica per Spike viene trasportata in un distretto corporeo specifico, favorendo l'espressione di Spike nei tessuti indesiderati (ad esempio organi vitali come il fegato o il cuore) e la presentazione dell'epitopo[469] di Spike ai linfociti T. La conseguenza del meccanismo d'azione di questi vaccini potrebbe essere un attacco di tipo autoimmune da parte delle cellule T agli organi.» Inoltre «suggerimenti sul ruolo svolto da questi meccanismi nell'infiammazione degli organi sono stati riportati per i casi di epatite indotta da vaccino. Infatti, dopo la vaccinazione sono stati osservati non solo casi di miocardite ma anche di epatite. Sarebbe preferibile che i vaccini a base di mRNA e persino di DNA inducano una reazione locale (come i vaccini classici), invece di una reazione di tipo sistemico, che imita un'infezione disseminata.»

In conclusione si spiega che «le somministrazioni ripetute (fino a quattro o cinque e più) non sono state incluse negli studi clinici seminali dei produttori di vaccini, quindi l'intensità e la frequenza degli eventi avversi possono ora cambiare di fronte a un'infezione che ha una mortalità attuale paragonabile o addirittura inferiore di quello dell'influenza. Non sono disponibili ampi studi sull'uomo sui

---

[469] L'epitopo è quella piccola parte di antigene che lega l'anticorpo specifico. La singola molecola di antigene può contenere diversi epitopi riconosciuti da anticorpi differenti.

prodotti mRNA aggiornati, che codificano per due tipi di proteine Spike contemporaneamente, per quanto riguarda la protezione dalla malattia». Inoltre «in un recente rapporto, l'immunogenicità del vaccino bivalente è stata studiata dopo 28 giorni, ma la valutazione della sicurezza si è fermata al giorno 7. (…) Altri e più precisi studi sono necessari per i vaccini bivalenti e per quelli precedenti».

«Un recente studio retrospettivo afferma che nella popolazione di riferimento non è stato osservato alcun aumento del rischio di eventi avversi gravi potenzialmente causati dai vaccini. Lo studio ha affermato di aver effettuato osservazioni per 18 mesi. Tuttavia, dalle tabelle presentate, sembra che le persone vaccinate una volta, e soprattutto quelle vaccinate due volte, ma non quelle vaccinate tre volte, abbiano un rischio più elevato di morte per cause non correlate al Covid-19 e abbiano il doppio o il triplo delle possibilità di avere un infarto cardiaco o un ictus, rispetto agli individui non vaccinati.»

«L'anergia (ovvero la mancanza di reazione da parte dei meccanismi di difesa dell'organismo a sostanze estranee e consiste in un'induzione diretta della tolleranza dei linfociti periferici delle cellule T coinvolte nell'immunità antivirale potrebbe derivare dalla continua stimolazione del sistema immunitario.» Per giunta «se questo meccanismo smorza la risposta immunitaria al virus nei destinatari del vaccino mRNA, invece di indurre una risposta protettiva, allora questo processo deve essere valutato».

«Nei giovani possono svilupparsi anche malattie immuno-mediate e autoimmuni come il diabete, la sclerosi multipla, eccetera. Anche i pazienti pediatrici e i giovani con queste condizioni croniche possono essere a rischio di sviluppo di miocardite, poiché i casi di miocardite non sono rari nei giovani. Nella presente revisione, abbiamo riportato frequenze di casi di miocardite fino a 1:300 (indagine attiva) o 1:1000 (indagine passiva) in pazienti giovani e adolescenti. Quando si svolgono i test strumentali, queste analisi hanno rivelato frequenze più alte. In un recente articolo, i giovani pazienti con miocardite indotta da vaccino sono stati seguiti per diversi mesi e non tutti i pazienti hanno manifestato sintomi risolti, sebbene la maggior parte dei pazienti abbia risposto al trattamento.»

«Un altro documento recente ha collegato la formazione di coaguli di sangue alla vaccinazione con vaccini genetici nelle persone di età pari o superiore a 65 anni. Pertanto, in questa fase, il rapporto rischio/beneficio potrebbe essere rivalutato anche per gli anziani.»

Secondo gli autori, lo sviluppo di vaccini più tradizionali basati su antigeni molto meno variabili e che non sono dotati di effetti tossici intrinseci è altamente auspicabile per proteggere gli anziani e le persone a rischio, comprese quelle con autoimmunità. Essi ribadiscono l'importanza di effettuare, nei prossimi anni, ulteriori ricerche per valutare la sicurezza a lungo termine dei vaccini Covid.

# Conclusioni

Probabilmente prima di affrontare la lettura di questo saggio la maggior parte di voi non aveva la minima idea che online si potessero trovare così tante informazioni, provenienti da fonti autorevoli, relative alla pandemia da SARS-CoV-2 e ai vaccini.

A questo punto, occorre fare una riflessione sull'effettiva libertà d'espressione che la rete consente agli individui che, come EpiGirl, vogliono esporre un'opinione controversa, anziché semplicemente la propria immagine associata alla sponsorizzazione dei prodotti più disparati.

Prendiamo ad esempio Instagram – uno dei social network più utilizzati al mondo – e analizziamo come funziona il suo meccanismo di condivisione. Nel settembre 2021 postai un video nel quale Robert W. Malone (medico di cui ho parlato nel capitolo "L'intricata storia dei vaccini mRNA") sconsigliava ai genitori di trattare i bambini piccoli con i nuovi sieri per il Covid e spiegava i potenziali rischi della vaccinazione. Instagram censurò immediatamente il post, bollandolo come "informazione falsa" in seguito al controllo del contenuto effettuato dai cosiddetti fact-checker.

Andando ad approfondire la questione ho scoperto che, anzitutto, questi controllori non sono affatto autonomi, ma lavorano per una testa giornalistica online chiamata Open[470]. Secondo il sito web dell'azienda, la sezione «fact-checking è un progetto giornalistico indipendente che mira a monitorare le notizie false o fuorvianti diffuse in Italia e all'estero, fornendo un servizio di corretta informazione e degli strumenti necessari ai cittadini per imparare a riconoscere le bufale, la disinformazione, la misinformazione e tutte le altre falsità che minano la società e il processo democratico». Si specifica, inoltre, che da aprile 2021 Open è membro dell'*International Fact-Checking Network* (IFCN).

Per poter svolgere questo servizio per le aziende di Zuckerberg[471], tra le quali Instagram, bisogna entrare a far parte del *Meta Journalism Project*[472] (partner a sua volta dell'IFCN), il programma di fact-checking di Facebook che si pone come obiettivo quello di contrastare la disinformazione online.

«L'*International Fact-Checking Network* (IFCN) di *Poynter*[473] è stato lanciato nel 2015 per riunire la crescente comunità di fact-checker in tutto il mondo e i sostenitori delle informazioni fattuali nella lotta globale contro la disinformazione» allo scopo di «abilitare i verificatori di fatti attraverso il networking, lo sviluppo di capacità e

---

[470] Open è un giornale online fondato nel 2018 da Enrico Mentana, giornalista ed editore.
[471] Mark Zuckerberg è un informatico e imprenditore statunitense, fondatore del social network Facebook che dall'aprile 2013 è anche presidente e amministratore delegato di Meta, Inc. (impresa statunitense che controlla i servizi di rete sociale Facebook e Instagram, i servizi di messaggistica istantanea WhatsApp e Messenger).
[472] https://www.facebook.com/formedia/mjp
[473] *The Poynter Institute for Media Studies* è una scuola di giornalismo no-profit situata a St. Petersburg, Florida.

la collaborazione»[474]. L'IFCN sostiene, inoltre, di promuove l'eccellenza del controllo dei fatti con più di 100 organizzazioni in tutto il mondo, rilasciando loro una certificazione con validità annuale.

Tutte le aziende che come Open offrono un servizio di fact-checking sono, di fatto, sotto il patrocinio di *Poynter*.

Secondo Wikipedia, la crescita di *Poynter* è stata finanziata con una donazione di 1,3 miliardi di dollari da parte di Omidyar Network (la società di investimento filantropica di Pierre Omidyar, imprenditore iraniano fondatore di eBay il cui patrimonio personale, secondo Forbes, nel 2018 ammontava a 10,5 miliardi di dollari) e dalla *Open Society Foundation* (una rete di fondazioni internazionali fondate dal magnate miliardario George Soros).

Molto critico nei confronti di questo genere di fondazioni è il sociologo, educatore e scrittore Nicolas Guilhot[475476], eminente ricercatore francese che ha condotto studi approfonditi sulla politica mondiale, sulla storia della teoria delle relazioni internazionali e sul ruolo della filantropia nello sviluppo delle scienze sociali. Nello

---

[474] https://www.poynter.org/ifcn/
[475] Guilhot ha lavorato come docente di sociologia alla *London School of Economics*; nel 2007 è diventato ricercatore presso il *Social Science Research Council* di New York City, un'organizzazione senza scopo di lucro che studia l'applicazione delle scienze sociali a importanti questioni sociali in tutto il mondo, esplorando il ruolo della filantropia nello sviluppo delle scienze sociali;  è anche direttore della ricerca presso il *Centre National de la Recherche Scientifique - Centre de Sociologie Européenne* a Parigi.

[476] https://www.eui.eu/Content-Types-Assets/Uploads/People/CV/curriculum-guilhot-standard.pdf

specifico, il sociologo ha studiato gli effetti dell'*Open Society* e la sua influenza su fondazioni e altri gruppi di beneficenza.

In particolare, una ricerca[477] di Guilhot pubblicata su SAGE Journals (case editrice indipendente americana) spiega che «le pratiche filantropiche consentono alle classi dominanti di generare conoscenze sulla società e prescrizioni normative, in particolare promuovendo lo sviluppo delle scienze sociali. Gli industriali del XIX secolo avevano spesso investito le loro risorse nella definizione e nel trattamento di questioni sociali rilevanti, al fine di istituzionalizzare la nuova forma di capitalismo che rappresentavano. Alla fine del XX secolo, i nuovi strati sociali transnazionalizzati che rappresentano l'egemonia del capitale finanziario, il cui potere dipende dalla loro capacità di perpetuare il nuovo ordine socioeconomico, hanno utilizzato strategie simili. La filantropia offre una strategia privilegiata per generare nuove forme di conoscenza politica convergenti con gli interessi dei loro promotori (...)».

L'*Open Society Foundation* di Soros figura tra i partner del *World Economic Forum*[478], un'organizzazione internazionale per la cooperazione tra il settore pubblico e quello privato «che coinvolge i più importanti leader politici, economici, culturali e di altro tipo

---

[477] https://journals.sagepub.com/doi/10.1163/156916307X188988
[478] https://www.weforum.org/organizations/open-society-institute?_gl=1*qjct2v*_up*MQ..&gclid=EAIaIQobChMIiI7s1_zY_QIV5o9oCR3xdg9vEAAYASAAEgJAZvD_BwE

della società per definire le agende globali, regionali e industriali"[479].
Nata nel 1971 come fondazione senza scopo di lucro, il WEF ha
sede a Ginevra e sostiene di essere «indipendente, imparziale e non
legata ad alcun interesse particolare». Lo scopo delle sue riunioni
annuali è quello di dimostrare che gli imprenditori possono lavorare
sinergicamente per fare l'interesse pubblico globale sostenendo, al
contempo, elevati standard di *governance*[480].

Tralasciando – per non dilungarci – l'evidente pericolosità
dell'ingerenza del settore privato nelle decisioni dei governi in
merito alla gestione della cosa pubblica, la sola idea che un'azienda
abbia altro come fine che non quello di fare profitti è ridicola.
Eppure questa moderna loggia massonica è riuscita a rendere il
concetto di segretezza, proprio di certe associazioni, completamente
obsoleto. Il WEF, infatti, ha riempito le sue fila di tante e tali
personalità del panorama economico e politico internazionale da
non avere bisogno di nascondere i propri intenti. Coloro i quali
hanno discusso e scritto l'agenda mondiale dei prossimi anni
detengono la maggior parte della ricchezza e dell'influenza mondiale
e dunque non hanno bisogno del consenso di nessuno per portare
a compimento i loro scopi.

Tuttavia, la democrazia si basa sul consenso popolare e questo ci
riporta all'argomento che sto trattando. Non essendo possibile

---

[479] https://www.weforum.org/about/world-economic-
forum/?_gl=1*13eac5f*_up*MQ..&gclid=EAIaIQobChMIiI7s1_zY_QIV5o9oC
R3xdg9vEAAYASAAEgJAZvD_BwE
[480]
https://www.treccani.it/magazine/lingua_italiana/articoli/parole/governanc
e.html

imporre con la forza una certa narrativa, non resta altro da fare che manipolare e talvolta celare le informazioni critiche – ovvero quelle che potrebbero mettere in discussione la bontà dell'agenda – in modo da indirizzare l'opinione pubblica in merito a questo o quell'altro argomento. Questo è proprio ciò che è avvenuto durante la pandemia e relativamente ai vaccini per il Covid.

Infatti, allo scopo di lubrificare al meglio il meccanismo sopra descritto, affinché fosse massimamente efficiente, sono stati creati network come quelli di *Poynter* all'interno dei quali operano i fact-checker.

La testata giornalistica online Open fa parte dell'*International Fact-Checking Network*, che a sua volta appartiene a *Poynter*, che è finanziato dall'*Open Society Foundation* che è partner del *World Economic Forum*; quindi non è difficile capire di chi stiano facendo gli interessi i fact-checker di Open.

Ora che sapete da chi sono stipendiati questi "cacciatori di menzogne" che censurano i vostri post sui social, siete ancora convinti che il loro lavoro possieda le qualità di imparzialità e trasparenza tanto decantate?

Indipendenza, imparzialità, trasparenza… Sono solo alcune delle virtuose parole che vengono costantemente strumentalizzate per far credere alle persone di essere in mani sicure; ma basta condurre una piccola indagine per comprendere che si tratta solamente di un inganno. Quella della tutela delle informazioni e della caccia alle fake news è solo un sistema atto a dirigere il giudizio delle masse a favore del guadagno delle aziende – nel caso specifico della pandemia di quelle farmaceutiche.

Scrivendo questo saggio ho voluto offrirvi un'altra prospettiva dalla quale osservare gli eventi che si sono susseguiti negli ultimi anni. Al dì là dell'umano desiderio di fidarsi delle parole e delle decisioni del proprio governo in un momento di difficoltà per il Paese e per i cittadini, là fuori c'è una realtà che non è possibile ignorare senza che vi siano delle conseguenze.

# Aggiornamenti

## Reame in boccetta

Nella puntata di Report, condotta da Sigfrido Ranucci, andata in onda domenica 11 febbraio 2024 sono stati presentati due servizi molto interessanti sull'affaire Covid-19 dei quali riferirò i punti salienti, integrandoli con alcuni passaggi tratti dal mio saggio, intitolato "SARS-CoV-2 papers: il fattore EpiGirl".

Il primo, firmato da Giulio Valesini e Cataldo Ciccottella, fa un bilancio di come sono state usate le dosi dei vaccini contro il Covid. I numeri sono impressionanti. L'Italia ha speso 4,4 miliardi di euro per 381 milioni di dosi, ma ne sono state utilizzate solamente 147 milioni, meno della metà di quelle acquistate. La contrattazione per la compravendita si è svolta tra l'Unione Europea e le case farmaceutiche, in base al numero degli abitanti di ogni Paese e tutti gli stati membri si sono ritrovati nelle stesse condizioni. I suddetti contratti avrebbero dovuto essere valutati dall'AIFA (*Agenzia Italiana del Farmaco*), ma alcuni dei manager non ne hanno preso visione, mentre altri si sono rifiutati di consultarli, temendo la fuga di notizie delle parti riservate, nonché rappresaglie dal punto di vista legale. Dopo i primi due contratti, tutti gli stati membri dell'Unione Europea si sono ritrovati con dosi di farmaco in eccesso e con le nuove dosi, già acquistate, in arrivo. A quel punto, l'UE ha deciso di ricontrattare con le case farmaceutiche, in particolare con Pfizer, diluendo le dosi fino al 2026 e rinunciando a una parte di esse; tuttavia, le dosi che non verranno consegnate dovranno essere, in parte, pagate: per la precisione 10 euro a dose (ovvero, con uno sconto del 50%), per un totale di 24 milioni di sieri. Nel frattempo, nonostante i nuovi vaccini continuino ad arrivare negli stati membri, la campagna vaccinale 2024 in Italia si sta rivelando un fallimento, vuoi per la sfiducia dei cittadini, vuoi perché vaccinarsi contro il Covid non è più percepito dalla popolazione come necessario. I dati che provengono dai recenti studi degli ECDC (*European Centre for Disease Prevention and Control*), infatti, confermano che la copertura dei sieri non dura più di tre mesi, a differenza di ciò che era stato detto ai cittadini durante la pandemia. Un team di ricercatori ha verificato quanto il secondo e il terzo richiamo siano efficaci rispetto al ciclo primario (ovvero, la prima dose) sui pazienti over 50 e i risultati sono chiari: l'immunità diminuisce nel tempo tra i tre e i sei mesi dalla dose più recente, arrivando al 33-49% contro l'ospedalizzazione e al 50-63% contro la mortalità dopo tre mesi dalla quarta dose. Dopo 6 mesi dall'ultima iniezione, la protezione cala ancora: dal 3,5-43% contro l'ospedalizzazione e del 50% contro la mortalità.

Qualcosa di simile lo aveva spiegato fin dal principio Peter Doshi (senior editor presso la prestigiosa rivista scientifica British Medical Journal e professore associato di ricerca sui servizi sanitari farmaceutici presso la *School of Pharmacy* dell'Università del Maryland). Riporto un estratto dal mio saggio: «In un articolo datato

26 novembre 2020, pubblicato appunto sul British Medical Journal, Doshi esordisce dicendo che "solo la piena trasparenza e il controllo rigoroso dei dati consentiranno alle persone di prendere decisioni informate". In seguito, egli afferma che nonostante "i migliori risultati di efficacia degli studi sperimentali sul vaccino Covid-19 di Pfizer e Moderna, a prima vista siano sbalorditivi, essi segnalano una riduzione del rischio relativo, ma non una riduzione del rischio assoluto, che sembra essere inferiore all'1%" e che "essi si riferiscono all'*endpoint* primario (che riguarda la sopravvivenza del soggetto testato), ma non alla capacità del vaccino di salvare vite umane, né alla capacità di prevenire l'infezione, né all'efficacia in sottogruppi importanti (ad esempio, anziani fragili)." Inoltre, "questi risultati riflettono un punto temporale relativamente breve dopo la vaccinazione e non sappiamo nulla delle prestazioni del vaccino a 3, 6 o 12 mesi dall'inoculazione, quindi non possiamo confrontare questi numeri con altri vaccini come, per esempio, i vaccini antinfluenzali." Doshi sottolinea anche come "né Moderna, né Pfizer hanno rilasciato alcun campione di materiale scritto fornito ai pazienti, quindi non è chiaro quali eventuali istruzioni siano state ad essi fornite in merito all'uso di medicinali per trattare gli effetti collaterali dopo la vaccinazione"».

I contratti tra l'UE e Big Pharma, che sono stati secretati, obbligavano gli stati europei ad acquistare un miliardo e ottocentomila dosi del siero firmato Pfizer, forse intuendo che la protezione avrebbe avuto durata limitata. Esaminando alcuni documenti interni dell'EMA (*European Medicines Agency*), i giornalisti hanno scoperto che il 18 maggio 2021, Pfizer aveva comunicato che dopo quattro mesi dall'iniezione si passava dal 95% all'83,7% di protezione, ma l'EMA ci mise diversi mesi a studiare e confermare quell'evidenza. I termini della ricontrattazione per le dosi non necessarie intercorsi tra Pfizer e la Commissione Europea sono rimasti segreti, ma Giovanni Rezza (che era a capo della Direzione della Prevenzione del Ministero della Salute) svela che i termini dell'accordo erano così delicati che egli stesso si rifiutò di leggere i contratti, per evitare che i dettagli trapelassero arrivando alla stampa. I giornalisti, a questo punto, spiegano gli accordi nel dettaglio: in Italia sarebbero arrivate ulteriori 36 milioni di dosi, circa 12 milioni ogni anno fino al 2026 e, al contempo, sono state rifiutate le già pattuite 24,2 milioni dosi di siero, pagandole comunque 10 euro l'una. Quindi, Pfizer incasserà anche sull'invenduto: più di 240 milioni di euro. Questo spreco e sprezzo dei soldi pubblici Rezza lo definisce "risparmio".

Inoltre, Report ha scoperto che l'Italia ha acquistato 9,7 milioni di dosi dall'azienda farmaceutica SANOFI per 44 milioni di euro, di cui solamente 245 sono state iniettate; le restanti sono finite, come molte altre, regalate a Paesi del terzo mondo, che non avendo i mezzi per conservarle, né un sistema efficiente di farmacovigilanza, le hanno smaltite come rifiuti.

Il governo italiano ha acquistato un altro milione di dosi da Valneva, per 4,8 milioni di euro, per poi cancellare il contratto dopo aver pagato il prodotto a prezzo pieno. Johnson&Johnson ha venduto all'Italia 221 milioni di euro di dosi (per la precisione 40 milioni) di cui solo 2 milioni sono state iniettate; anche queste sono state distrutte o donate. Per quanto riguarda i nuovi arrivi dei vaccini, la consegna di 36 milioni di dosi è stata ricontrattata direttamente da Ursula von der Leyen e Pfizer.

L'Europa ha acquistato 4,2 miliardi di dosi e la parte comprata dall'Italia equivale a 381 milioni di sieri, di cui almeno 150 milioni sono in eccesso. Attualmente, il nostro Paese ha in magazzino 21 milioni di dosi, delle quali 16 milioni non sono aggiornate alle varianti e sono, quindi, inutilizzabili. In totale l'Italia ha già scartato 46,8 milioni di dosi scadute, problema comune a tutti i Paesi europei, per un totale complessivo di 215 milioni di dosi dal 2021 (cifra che rappresenta una sottostima): 4 miliardi di euro buttati.

L'accordo sui vaccini negoziato dalla von der Leyen nel 2021 non convinceva alcuni importanti dirigenti italiani, tra cui Nicola Magrini (capo dell'AIFA) che, se oggi ridimensiona, all'epoca si infuriò per quel contratto. Magrini questionava, in particolare, il fatto che Pfizer si rendesse disponibile a condividere la consegna dei dati sugli eventi avversi solo dopo due anni (ovvero, nel dicembre 2024) e che prevedeva anche di sollevare Pfizer dai rischi legali in caso di effetti avversi. In una conversazione con Goffredo Zaccari (allora Capo di Gabinetto del Ministero della Salute), Magrini domandava: «ritieni sia normale che i contratti che abbiamo firmato nessuno li abbia letti?». Parlando con il giornalista di Report, oggi Magrini sostiene che all'epoca ci fosse la necessità di acquistare i vaccini al più presto e che, quindi, non voleva interferire nel processo di acquisto;

insomma, nonostante gli rimordesse la coscienza, ha preferito lavarsene le mani.

I dati sui vaccini sono diventati pubblici solo a fine 2023, grazie ad una strenua battaglia legale che ha superato l'ostruzionismo dell'americana FDA (*Food and Drug Administration*). Tratto dal mio saggio: «Il 15 novembre 2021 un gruppo di oltre 30 professori e scienziati di università tra le quali Yale, Harvard, UCLA e Brown (membri del *Public Health and Medical Professionals for Transparency*) aveva presentato istanza presso un tribunale del Texas per ottenere che l'FDA accelerasse il rilascio della documentazione in suo possesso sui vaccini di Pfizer, già richiesta attraverso l'uso del *Freedom Act Information* (FOIA). A quella prima istanza, l'FDA aveva risposto che, a causa della carenza di personale del suo ufficio FOIA, sarebbero riusciti a consegnare solamente 500 pagine di documentazione mese, delle 329.000 totali; questo avrebbe comportato un'attesa di decine di anni prima di poter ottenere tutto il materiale e, dunque, renderlo pubblico». Peter Doshi spiega che secondo la sentenza l'FDA avrebbe dovuto rilasciare oltre 50.000 pagine al mese; le aziende private Pfizer e Moderna, invece, non hanno ancora preso in considerazione la richiesta di questi dati e il motivo risiede nel fatto che la scoperta del declino della copertura e dell'efficacia vaccinale aveva messo in crisi la narrazione che era stata presentata. Il terzo grande contratto con Pfizer firmato da von der Leyen nel maggio 2021 favoriva Pfizer a partire dal prezzo: 19,5 euro a dose, rispetto ai 15 euro dei precedenti accordi. Questo dispendioso contratto è quello che farà perdurare le forniture fino al 2026 e bisogna ricordare che il Ministro della Salute dell'epoca, Roberto Speranza, era d'accordo con i termini concordati dall'UE.

Dal mio saggio: «Il 16 settembre 2021 la mediatrice europea, Emily O'Reilly chiese di avere accesso alle conversazioni confidenziali tra il CEO di Pfizer, Albert Bourla e von der Leyen, ma la Commissione rispose affermando di non essere in grado di trovare gli sms in questione, perché essi potevano essere stati cancellati a causa della loro "natura effimera". Il 5 ottobre 2021 la Commissione Europea rifiutò ufficialmente l'accesso del pubblico al testo dei messaggi scambiati tra von der Leyen e Bourla. Pochi giorni dopo, la procura europea annunciò di avere aperto un'inchiesta sull'acquisto dei vaccini anti Covid, dopo che una relazione della Corte dei conti dell'UE aveva sollevato non poche perplessità sulla gestione della trattativa tra Bruxelles e Pfizer. A novembre 2022, l'eurodeputata italiana Rosa D'Amato presentò un'interrogazione alla Commissione Europea per chiedere lumi sul coinvolgimento di Heiko von der Leyen (marito della presidente) in un progetto di ricerca sui vaccini mRNA. Il progetto, finanziato dall'Italia con 320 milioni di euro provenienti dal PNRR (il piano UE per la ripresa post pandemia) prevedeva la partecipazione della società biotech statunitense *Orgenesis*, di cui Heiko von der Leyen era, all'epoca, direttore scientifico. Dopo le polemiche, il marito della leader dell'Unione Europea si dimise dall'incarico e nel febbraio 2023 il *New York Times* portò la Commissione Europea in tribunale, per non aver reso pubblico lo scambio di messaggi tra la Presidente von der Leyen e il CEO di Pfizer, Albert Bourla».

I giornalisti continuano spiegando che nel settembre 2022 la Corte dei conti europea ha scritto una relazione ammettendo che il contratto da 1 miliardo e 800 milioni di dosi si era svolto al di fuori delle normali procedure negoziali. Quando la Commissione del Parlamento Europeo chiese spiegazioni, Burla decise di non partecipare. Durante un'audizione al Parlamento Europeo avvenuta il 10 ottobre 2022, sul perché fossero state acquistate più dosi e ad un prezzo più elevato Janine Small, manager di Pfizer, disse che l'azienda si era adoperata per essere quanto più trasparente possibile e che le parti del contratto secretate erano commercialmente riservate e che condividerle avrebbe compromesso gli interessi di tutti. Come riporto nel mio saggio, rispondendo alla domanda diretta posta da Rob Roos (eurodeputato olandese del Gruppo dei Conservatori e Riformisti Europei): «Il vaccino di Pfizer è stato testato per fermare la trasmissione del virus prima di sbarcare sul mercato?», la stessa Janine Small rispose: «Mi chiede se sapessimo se il vaccino interrompesse o no la trasmissione, prima di immetterlo sul mercato? Ma no! Sa, dovevamo davvero muoverci alla velocità della scienza».

Dalle carte di un'inchiesta di Bergamo, si è scoperto che ad agosto 2020 anche il ministro Speranza si accordò con il governo tedesco per sottrarre le controversie sui vaccini ai tribunali ordinari: in sostanza, si accettava un arbitrato per controversie anziché usare le leggi ordinarie. Un fatto gravissimo, tanto che Giuseppe Ruocco (ex Segretario Generale del Ministero della Salute, fido negoziatore) se ne dissociava, dicendosi molto dubbioso. Tuttavia, anche Ruocco se ne lavò le mani dinanzi all'okay del governo olandese e di quello svedese.

E mentre grazie agli accordi con l'UE l'Italia ha speso 4,4 miliardi di soldi pubblici in vaccini per lo più da buttare, Pfizer è passata, in soli due anni, da un fatturato di 42 miliardi (con un utile di 9 miliardi) del 2020, ad un fatturato di 100 miliardi (con un utile di 32 miliardi). I guadagni di Pfizer sono finiti in dividendi per gli azionisti: il valore di borsa della casa farmaceutica è passato da 190 a 280 miliardi. Il giorno successivo all'ottenimento del via libera alla sperimentazione del vaccino, il CEO Albert Bourla ha venduto le sue azioni Pfizer per un ricavo di 5,6 milioni di dollari in un solo giorno. Non è stato l'unico, ovviamente: il CEO di Moderna, Stéphane Bancel, ogni settimana vendeva pacchettini di azioni, per un incasso di oltre 200 milioni di dollari nel suo portafoglio personale nel giro di un anno e mezzo.

Il secondo servizio, a cura di Claudia Di Pasquale, si occupa delle dosi di vaccino in eccesso che sono state inviate ai Paesi africani e a quelli asiatici, che non dispongono di un sistema di farmaco vigilanza che possa sorvegliare efficacemente sugli eventi avversi occorsi, i quali sfuggirebbero, dunque, alle statistiche che le varie agenzie raccolgono per stabilire la sicurezza dei vaccini.

A proposito di farmacovigilanza, la giornalista indaga sugli effetti avversi e i decessi a causa del vaccino Covid. Giovanni Rezza, Direttore Generale Prevenzione del Ministero della Salute, spiega a Di Pasquale che il 15 marzo 2021 si decise di sospendere la vaccinazione con AstraZeneca, ma solo per te giorni in quanto, sostiene: «Non esistevano elementi sufficienti a dire che ci fosse un'associazione causale tra la vaccinazione e l'evento avverso». Il 19 marzo 2021 il Ministero della Salute italiano riportò il comunicato dell'EMA, secondo cui la stessa: «ha confermato il favorevole rapporto beneficio/rischio del vaccino antiCovid-19 AstraZeneca, escludendo un'associazione tra i casi di trombosi e il vaccino». In realtà, l'EMA non l'aveva esclusa, anzi, la riteneva possibile. Nello stesso periodo (precisamente il 17 marzo) l'immunologo tedesco Andreas Greinacher stava analizzando 11 campioni di sangue di pazienti colpiti da PTT, sostenendo che per trattare quei casi bastasse somministrare immunoglobuline. La *porpora trombocitopenica trombotica* (PTT) è una malattia grave che provoca la formazione di piccoli coaguli di sangue in tutto il corpo, che bloccano l'apporto di sangue a organi vitali come il cervello, il cuore e i reni. Secondo Greinacher sono gli anticorpi anti-PF4 indotti dal vaccino ad attivare le piastrine e a causare la malattia che, in questo caso, si denomina VITT (termine coniato da egli stesso). Dal mio saggio: «Una *literature review* pubblicata nell'aprile 2022 sulla *National Library of Medicine*, specifica che seppure la frequenza della VITT (*trombocitopenia e trombosi indotte dal vaccino*) fosse stata stimata in circa 1 caso ogni 100.000 esposizioni, è molto improbabile che diversi casi di trombosi risultino direttamente dopo la vaccinazione e che la problematica avrebbe potuto svilupparsi anche dopo un anno». Tuttavia, mentre morivano altre persone a causa della stessa patologia, l'EMA e l'AIFA continuarono a sostenere che la VITT

fosse una sindrome rara. In particolare, nei casi di decesso, si parla di *sindrome da trombosi con trombocitopenia*. Un breve estratto dal mio saggio: «Un'analisi multinazionale svedese pubblicata il 6 ottobre 2022 dal BMJ vorrebbe dimostrare che la prima dose del vaccino di AstraZeneca ha aumentato il rischio di sviluppare una *trombosi con sindrome trombocitopenica* del 30%, mentre con il vaccino di Pfizer il rischio era minore. Tuttavia, osservando i dati (…) si nota che il target per AstraZeneca (3.789.631) è quasi il doppio di quello di Pfizer (1.840.240). Si specifica che si sono osservati "un totale di 862 eventi di *trombocitopenia* nei destinatari corrispondenti della prima dose di ChAdOx1-S (AstraZeneca) e 520 dopo una prima dose di BNT162b2 (Pfizer)". La differenza non è poi così significativa, se consideriamo che per AstraZeneca sono state prese in esame 1.949.391 persone in più rispetto a Pfizer. I ricercatori svedesi, inoltre, affermano che "uno studio basato su dati danesi e norvegesi ha anche rilevato tassi di *tromboembolia venosa*, *embolia polmonare* e *trombosi del seno venoso cerebrale* superiori al previsto dopo la vaccinazione rispetto ai tassi di base" e che "uno studio scozzese ha rilevato un aumento del rischio di eventi tromboembolici arteriosi"».
Già nel 1999 alcuni ricercatori di Berlino scoprirono che la somministrazione dell'adenovirus (che è lo stesso contenuto nel vaccino di AstraZeneca) può causare *trombocitopenica* nei conigli e la ragione potrebbe essere legata a dei problemi di coagulazione. In un altro studio del 2001 vennero somministrate alte dosi di adenovirus a dei macachi, con gli stessi risultati sopracitati. L'adenovirus utilizzato nella terapia genica, dunque, rimaneva problematico. Dal

mio saggio: «Secondo la definizione dell'FDA "la terapia genica umana cerca di modificare o manipolare l'espressione di un gene o di alterare le proprietà biologiche delle cellule viventi per uso terapeutico"; essa è "una tecnica che modifica i geni di una persona per trattare o curare una malattia". Inoltre, si aggiunge che "esistono diversi tipi di prodotti per la terapia genica, tra i quali quella a base di vettori virali" perché "i virus hanno una capacità naturale di trasportare materiale genetico nelle cellule, e quindi alcuni prodotti di terapia genica derivano da essi. Una volta che i virus sono stati modificati per rimuovere la loro capacità di causare malattie infettive, possono essere utilizzati come vettori (veicoli) per trasportare geni terapeutici nelle cellule umane"». Il vaccino Covid di AstraZeneca è proprio ciò che si intende per "utilizzo di un adenovirus nella terapia genica". Uno studio su adenovirus, trombocitopenia e topi (svolto nel 2007 dell'ematologa canadese Maha Othman) ha evidenziato che l'adenovirus si lega alle piastrine attivandole e innescando, così, la coagulazione.

Nonostante le svariate denunce, tutte le procure italiane hanno deciso di archiviare i casi anziché procedere con l'incriminazione delle cause farmaceutiche.

Dalla fine del 2021 il Regno Unito ha silenziosamente abbandonato l'utilizzo del vaccino che proprio l'inglese AstraZeneca aveva inventato; il motivo non è noto, ma probabilmente è stato per via delle 80 persone decedute a causa della VITT. Il primo caso certificato di morte in Inghilterra venne registrato il 26 gennaio, tre giorni prima che la Commissione Europea europea autorizzasse l'utilizzo del vaccino AstraZeneca nei Paesi dell'Unione; l'uomo, un medico, aveva ricevuto il vaccino il 16 gennaio 2021, appena dodici giorni dopo l'inizio della campagna vaccinale in Gran Bretagna. Le cause della morte riscontrate furono: *infarto celebrale, emorragia intracranica spontanea* e *trombosi al seno venoso sagittale*. Nel referto non venne scritto che il deceduto fosse anche stato affetto da *trombocitopenia*, ma la moglie spiega alla giornalista che i medici ne erano al corrente; infatti, erano stati proprio loro a comunicarle che non avrebbero potuto operare il marito perché aveva le piastrine così basse che la macchina non era stata in grando di rilevarne i parametri.

Solo il 19 aprile 2023, a fronte della strenua battaglia della moglie, un medico certificò che Stephen Wright era deceduto a causa della *vaccine-inducted thrombosis and thromocytopenia*.

Il dubbio è che la farmacovigilanza inglese nel caso dei vaccini Covid non sia stata affatto solerte ed efficace. Secondo le mie ricerche, infatti, il *Summary of Yellow Card reporting for COVID-19*, pubblicato il 23 gennaio 2023 dal Regno Unito, sottolineava che le segnalazioni relative agli eventi avversi post vaccinazione fossero in fase di revisione da parte degli esperti indipendenti del *CHM Covid-19 Vaccines Benefit Risk Expert Working Group* (un gruppo consultivo di sanitari esperti), causando così un ritardo nelle pubblicazioni relative agli eventi avversi.

Nonostante nel 2021 il già citato immunologo tedesco Andreas Greinacher avesse coniato il termine VITT (*immune thrombotic thrombocytopenia*), che specifica come la causa della sindrome da piastrine basse sia da ricercarsi in determinati tipi di vaccino, e che è entrato a far parte della letteratura scientifica, l'Organizzazione Mondiale della Sanità (WHO) continua ad utilizzare il più generico termine TTS (*thrombosis with thrombocytopenia syndrome*).

Nel frattempo, i ricavi di AstraZeneca sono passati dai 26,6 miliardi di dollari del 2020, ai 37,4 miliardi del 2021, ai 44,4 miliardi del 2022, diventando così l'azienda ad oggi più ricca del Regno Unito. Nonostante questo, se dovesse perdere la causa legale che riguarda i risarcimenti per le famiglie delle vittime, i cui decessi sono stati causati dal suo vaccino, sarà il governo inglese a pagare, ovviamente con i soldi dei contribuenti britannici, perché lo Stato si è fatto garante delle case farmaceutiche e si è fatto carico del pagamento di eventuali danni.

Intanto, in Italia, il 7 aprile 2021 il Ministero della Salute emanava su indicazione dell'AIFA una nuova circolare in cui raccomandava l'uso del vaccino AstraZeneca agli over 60, nonostante successivamente fossero stati organizzati gli open day per la vaccinazione agli over 18. A domanda della giornalista sul motivo, Giovanni Rezza (Direttore Generale Prevenzione del Ministero della Salute), nonostante avesse partecipato ad una riunione del Comitato Tecnico Scientifico, risponde: «Lei ha mai trovato una circolare in cui si raccomandano gli open day?». Secondo Rezza il CTS offriva un parere consultivo, non governava e quindi, si evince, la responsabilità di ciò che decise il governo non gli competeva. Un'altra lavata di mani. Tuttavia non è affatto così: il CTS concedeva il nullaosta alle regioni per procedere con gli open day. A maggio

2021, nel periodo degli open day, il Ministero della Salute comunicò che gli eventi avversi erano stati di 1 ogni 100.00 dosi, tuttavia il dato non specificava il sesso e l'età dei soggetti interessati; in realtà il rischio per le giovani donne era di 1 ogni 25.000 dosi. A dispetto di questo, nel rapporto di agosto 2021 il tasso diventò addirittura di 1 su ogni milione di dosi effettuate, mentre il 10 giugno 2021, dopo aver partecipato proprio ad un open day AstraZeneca a Genova, moriva una ragazza di diciotto anni. Il giorno successivo si decise di terminare le inoculazioni con quel vaccino al di sotto dei sessant'anni d'età. Quando la giornalista fa notare a Giovanni Rezza la strana coincidenza, egli risponde che gli open day non erano responsabilità del Ministero della Salute, né del CTS. Nonostante tutto questo, nell'autunno del 2022 l'EMA concesse l'autorizzazione per l'immissione in commercio del vaccino AstraZeneca, prima si trattava solo di "commercializzazione condizionata".

In questa vicenda, che vede coinvolto un numero enorme di Ponzio Pilato, a morire è prima di tutto la fiducia nello Stato.

www.ingramcontent.com/pod-product-compliance
Lightning Source LLC
Chambersburg PA
CBHW080540220526
45466CB00010B/2975